Postpartale Depression

Fortschritte der Psychotherapie
Band 89

Postpartale Depression

Dr. Larissa Wolkenstein

Larissa Wolkenstein

Postpartale Depression

hogrefe

Dr. Larissa Wolkenstein, geb. 1980. 2000-2005 Studium der Psychologie in Konstanz und Tübingen. 2009 Promotion. 2008-2010 Wissenschaftliche Mitarbeiterin am Lehrstuhl für Klinische Psychologie und Psychotherapie an der Eberhard Karls Universität Tübingen. 2010 Approbation zur Psychologischen Psychotherapeutin (Verhaltenstherapie). 2010-2015 Akademische Rätin auf Zeit am Lehrstuhl für Klinische Psychologie und Psychotherapie an der Eberhard Karls Universität Tübingen. Seit 2015 Akademische Oberrätin am Lehrstuhl für Klinische Psychologie und Psychotherapie an der LMU München.

Bibliografische Information der Deutschen Nationalbibliothek
Die Deutsche Nationalbibliothek verzeichnet diese Publikation in der Deutschen Nationalbibliografie; detaillierte bibliografische Daten sind im Internet über http://dnb.dnb.de abrufbar.

Hogrefe Verlag GmbH & Co. KG
Merkelstraße 3
37085 Göttingen
Deutschland
Tel. +49 551 999 50 0
Fax +49 551 999 50 111
info@hogrefe.de
www.hogrefe.de

Satz: Mediengestaltung Meike Cichos, Göttingen
Druck: mediaprint solutions GmbH, Paderborn
Printed in Germany
Auf säurefreiem Papier gedruckt

1. Auflage 2023

(E-Book-ISBN [PDF] 978-3-8409-3079-9; E-Book-ISBN [EPUB] 978-3-8444-3079-0)
ISBN 978-3-8017-3079-6
https://doi.org/10.1026/03079-000

Inhaltsverzeichnis

Vorwort **1**

1 Beschreibung der Störung **2**
1.1 Bezeichnung 6
1.2 Definition 6
1.3 Epidemiologie 10
1.4 Verlauf und Prognose 13
1.5 Differenzialdiagnostische Abgrenzung 14
1.6 Komorbidität 22
1.7 Diagnostische Verfahren und Dokumentationshilfen 23

2 Störungstheorien und -modelle **25**
2.1 Psychosoziale Vulnerabilitätsfaktoren 26
2.2 Physiologische Vulnerabilitätsfaktoren 28
2.3 Stressoren 31
2.4 Aufrechterhaltende Faktoren 32

3 Diagnostik und Indikation **33**
3.1 Erstgespräch, Fremdanamnese und Verhaltensbeobachtung 33
3.2 Strukturierte Diagnostik 35
3.3 Körperliche Untersuchung 37
3.4 Vertiefte Exploration der begünstigenden, auslösenden und aufrechterhaltenden Faktoren 37

4 Behandlung **43**
4.1 KVT zur Behandlung der PPD 44
4.1.1 Aufbau einer tragfähigen therapeutischen Beziehung 44
4.1.2 Psychoedukation und Erarbeitung eines individuellen Erklärungsmodells 46
4.1.3 Aktivitätenaufbau 48
4.1.4 Kognitive Umstrukturierung 58
4.1.5 Verbesserung interpersoneller Kompetenzen 63
4.1.6 Entlastung und Verbesserung der Mutter-Kind-Interaktion 67

4.1.7 Therapieabschluss 70
4.2 Andere Methoden zur Behandlung der PPD 73
4.2.1 Interpersonelle Therapie 73
4.2.2 Antidepressive Medikation 74
4.3 Wirkungsweise der Methoden 75
4.4 Effektivität und Prognose 76
4.5 Varianten der Methode und Kombinationen 78
4.5.1 Internetbasierte Psychotherapie 78
4.5.2 Kombination von Psychotherapie und Pharmakotherapie 78
4.6 Probleme bei der Durchführung 80
4.6.1 Fehlende Kinderbetreuung 80
4.6.2 Komorbide psychische Störungen 81

5 Fallbeispiel 81

6 Weiterführende Literatur 89

7 Literatur 89

8 Kompetenzziele und Prüfungsfragen 92

9 Anhang 95
Deutschsprachige Version der Edinburgh Postnatal Depression Scale (EPDS) 95
Leitfragen zur Auswertung von Wochenplänen 97
Protokollbogen zur Erfassung kindlicher Signale im Alltag 98

Karten
Kurzanleitung für die Exploration im Rahmen des Erstgesprächs
Kurzanleitung für ein Paargespräch und die Beobachtung der Mutter-Kind-Interaktion

Vorwort

Die Geburt eines Kindes gehört ohne Frage zu den schönsten Ereignissen im Leben seiner Eltern. Das spiegelt sich auch in unserem gesellschaftlichen Umgang mit der Geburt eines Kindes wider: Das Umfeld freut sich mit den jungen Eltern, die Eltern bekommen Gratulationskarten und das Baby wird zu Beginn seines Lebens durch Familienangehörige und Freunde reich beschenkt. Leider können jedoch nicht alle Eltern das Ereignis der Geburt sowie die Zeit im Anschluss daran gleichermaßen genießen. Etwa jede zehnte Frau leidet unter einer postpartalen Depression. Obwohl es sich bei der postpartalen Depression damit um ein weitverbreitetes Phänomen handelt und diese schwerwiegende Folgen für die betroffenen Frauen, ihr Neugeborenes und das familiäre System als Ganzes nach sich zieht, bleiben postpartale Depressionen in unserem Gesundheitssystem vielfach unerkannt und unbehandelt. Dieser Umstand ist sicherlich auch der Tatsache geschuldet, dass negative Gefühle nach der Geburt eines Kindes auch heute noch stark tabuisiert sind. Die betroffenen Frauen vertrauen sich auch aus Scham und Insuffizienzgefühlen heraus kaum jemandem an.

Eine Sensibilisierung aller im Gesundheitssystem Tätigen, die Kontakt zu jungen Eltern haben (u.a. Hebammen, Gynäkolog:innen, Hausärzt:innen, Kinderärzt:innen, Psychotherapeut:innen), ist daher nicht nur wünschenswert, sondern dringend indiziert, um das Leid der Betroffenen und ihrer Familien frühzeitig zu erkennen und ihnen eine angemessene Behandlung anbieten zu können. Schnell durchführbare Screening-Instrumente, die bezüglich der postpartalen Depression eine hohe Sensitivität aufweisen, gibt es bereits. Nun ist es auch an uns Psychotherapeut:innen, deren Anwendung voranzutreiben und psychisch stark belasteten Müttern eine passende Behandlung anzubieten – sodass auch diese Frauen rückblickend die Geburt ihres Kindes und die daran anschließende Zeit als eine der schönsten Phasen ihres Lebens empfinden können.

München, Januar 2023 — Larissa Wolkenstein

1 Beschreibung der Störung

Fallbeispiel: Frau K.

„Am schlimmsten sind für mich die andauernden Glückwünsche. Alle überschlagen sich vor Freude wegen der Geburt unserer Tochter. Das ist natürlich auch schön ... Ich weiß ja, dass wir uns glücklich schätzen können. Wir haben ein gesundes Wunschkind. Trotzdem fühlt sich gerade alles falsch an. Ich müsste mich doch freuen und das Gefühl haben, dass meine Tochter alles für mich ist. Stattdessen bin ich total fertig und sehe gerade nur, was ich alles nicht mehr habe. Ich liebe meine Tochter – verstehen Sie mich nicht falsch. Aber ich habe immer gedacht, dass mit der Geburt unseres Kindes das große Glück auf uns wartet. Und jetzt finde ich alles nur anstrengend. Ich habe das Gefühl komplett zu versagen. Nicht nur als Mutter – auch als Frau. Was stimmt denn mit mir nicht? Alle freuen sich doch, wenn sie ein Kind bekommen. Nur ich kann das nicht."

Frau K. hält ihren Blick gesenkt, als sie in einer psychotherapeutischen Sprechstunde erstmals unter Tränen über ihren aktuellen Zustand spricht. Frau K. ist 34 Jahre alt und Mutter der gerade vier Monate alten Mia. Mia ist das erste Kind von Frau K. und ihrem Partner. Frau K. berichtet, sie habe sich zur psychotherapeutischen Sprechstunde angemeldet, weil es ihr zunehmend schlecht gehe. Begonnen habe das bereits kurz nach der Geburt ihrer Tochter. Sie beschreibt eine stark ausgeprägte Niedergeschlagenheit, die sich unter anderem darin äußere, dass sie seit der Geburt ihrer Tochter sehr viel weine. Frau K. habe sich in den letzten Monaten stark zurückgezogen. Sie schäme sich dafür, keinen Zugang zu ihrer Tochter zu finden. Sie könne einfach nicht viel mit ihr anfangen. Wenn sie ihre Tochter auf dem Arm halte, fühle sie nichts. Den Umgang mit ihr empfinde sie vor allem als anstrengend. Die Nächte seien die reinste Qual. Die Tochter verlange mehrfach nächtlich die Brust, was ihren Schlaf immer wieder unterbreche. Dabei finde sie ohnehin nur sehr schwer in den Schlaf, obwohl sie derzeit sehr müde und energielos sei. Manchmal werde sie dann richtig wütend auf ihre Tochter. Kürzlich sei sie so wütend gewesen, dass sie sich vorgestellt habe, ihrer Tochter weh zu tun. Das sei auch der Grund gewesen, weswegen sie Kontakt zu einer Therapeutin gesucht habe. Frau K. fällt es sichtlich schwer, über die Gefühle gegenüber ihrer Tochter und insbesondere über die Gewaltfantasien zu sprechen. Sie habe davon nicht einmal ihrem Partner erzählt. Im Gegensatz zu ihr sei ihr Mann seit der Geburt der gemeinsamen Tochter überglücklich. Er könne die Zeit mit Mia sichtlich genießen. Das mache die Situation jedoch nicht unbedingt leichter, da sie manchmal den

> Eindruck habe, sie selbst stehe dem Familienglück im Weg. Manchmal frage sie sich, ob die beiden ohne sie nicht besser dran wären. „Vielleicht ist es besser, keine Mutter zu haben, als eine Rabenmutter."

Postpartale Depressionen weit verbreitet

Eine postpartale Depression (PPD), wie die von Frau K. beschriebene, kommt weit häufiger vor als gemeinhin angenommen. Etwa 10 bis 15 von 100 Frauen erleben nach einer Entbindung Symptome wie die im Fallbeispiel beschriebenen, womit die PPD eine der häufigsten nicht geburtshilflichen Komplikationen nach einer Entbindung ist. Das Risiko einer depressiven Episode ist in der Postpartumphase bis zu zweimal höher als in anderen Lebensphasen einer Frau. Auch das Risiko einer psychiatrischen Hospitalisierung ist für Frauen in den ersten sechs Wochen nach einer Entbindung im Vergleich zu allen anderen Lebensphasen deutlich erhöht.

Symptome mit Bezug zu Kind und Mutterschaft

Das klinische Bild einer PPD unterscheidet sich nicht grundsätzlich von depressiven Episoden, die unabhängig von Schwangerschaft und Wochenbett auftreten. Allerdings zeigen sich bei Frauen mit PPD in aller Regel auch Symptome, die inhaltlich durch die Auseinandersetzung mit dem Säugling und dem Thema Mutterschaft gekennzeichnet sind (vgl. Tabelle 1).

Beispielsweise berichten viele Betroffene von ambivalenten Gefühlen gegenüber ihrem Kind. Häufig erleben sie sich nur eingeschränkt oder auch gar nicht in der Lage, eine emotionale Bindung zu ihrem Kind aufzubauen. In der Folge entwickeln viele Frauen Zweifel bezüglich ihrer mütterlichen Qualitäten, was mit massiven Insuffizienz- und Schuldgefühlen einhergeht. Nicht selten kommt es im Rahmen einer PPD auch zu ungewollten, sich aufdrängenden Gedanken, dem Kind etwas anzutun, was die ohnehin schon bestehenden Schuldgefühle noch intensiviert.

Synonym: Wochenbettdepression

PPD betrifft gesamte Familie

Die PPD, für die synonym auch die Begriffe „Wochenbettdepression" oder „postnatale Depression" verwendet werden, hat weitreichende negative Konsequenzen – nicht nur für die betroffene Mutter, sondern auch für das Kind, für den Partner bzw. die Partnerin der Mutter und das familiäre System als Ganzes. Insbesondere wenn eine mütterliche Depression über mehrere Monate innerhalb des ersten Lebensjahres eines Kindes besteht, beeinflusst dies die behaviorale, kognitive, sozio-emotionale sowie gesundheitliche Entwicklung des Kindes deutlich. Dabei scheinen die Dauer und Schwere der depressiven Episode entscheidender zu sein als der Zeitpunkt ihres Auftretens.

Versorgung des Kindes leidet

Erklärbar werden diese umfassenden Folgen einer PPD dadurch, dass diese zunächst das mütterliche Verhalten und damit die Mutter-Kind-Interaktion beeinträchtigt. Betroffene Mütter zeigen sich oft passiv und weniger responsiv gegenüber den Bedürfnissen ihres Kindes, was im schlimmstem Fall Vernachlässigung nach sich ziehen kann. Sie vokalisieren weniger, nutzen weniger Ammensprache, schauen ihr Kind seltener an und zeigen weniger mimisches Ausdrucksverhalten als nicht depressive Mütter. Das Ausmaß positi-

Tabelle 1: Häufige Symptome einer postpartalen Depression

Allgemeine depressive Symptome	• Niedergeschlagene/traurige Stimmung, • häufiges Weinen, • deutlich gereizte Stimmung, • Interessensverlust, • Verlust von Freude an Aktivitäten, die gewöhnlich Freude bereiten, • ausgeprägte Energielosigkeit, Müdigkeit, Erschöpfung, • Schlafstörungen (Insomnie/Hypersomnie), • Veränderungen im Appetit, • beeinträchtigte Konzentrationsleistung, • Gefühle von Wertlosigkeit, • psychosomatische Beschwerden, z.B. Schwindel, Kopfschmerzen, Verdauungsstörungen, Muskelverspannung, • Schuldgefühle, • Gefühl der inneren Leere, • ausgeprägte Angstsymptome bis hin zu Panikattacken, • Suizidgedanken/-handlungen.
Auf das Kind bezogene Symptome	• Ambivalente Gefühle gegenüber dem Kind, • negative Gefühle gegenüber dem Kind, • Gefühl, mit dem Kind nichts anfangen zu können, • Versagens-/Insuffizienzgefühle in Bezug auf die Mutterschaft, • Zwangsgedanken (z.B. aggressiver Art oder Angst, das Baby nicht angemessen versorgen zu können), • Stillprobleme, • häufiges Erwachen vor dem Kind, • beeinträchtigte Mutter-Kind-Bindung, • beeinträchtigte Mutter-Kind-Interaktion.

ver Affekte ist verringert, wohingegen das Ausmaß negativer Affekte erhöht ist. Auch ein Mangel an Empathie gegenüber dem Kind sowie eine reduzierte emotionale Verfügbarkeit sind charakteristisch für eine PPD. Das zeigt sich in einer geringeren Toleranz sowie in widersprüchlichem bis hin zu feindseligem Verhalten gegenüber dem Kind. Mütter mit PPD zeigen außerdem Beeinträchtigungen darin, kindliche Signale (Gesichtsausdruck, Weinen) wahrzunehmen, richtig zu interpretieren und angemessen auf die Bedürfnisse des Säuglings zu reagieren. Diese wirkt sich negativ auf die Mutter-Kind-Bindung aus.

Mütterliche Fürsorge langfristig beeinträchtigt

Selbst über die Postpartalzeit hinaus finden sich negative Effekte der PPD auf das maternale Verhalten. So nehmen depressive Mütter Vorsorgeuntersuchungen seltener wahr, lassen ihre Kinder seltener vollständig impfen und vernachlässigen im Vergleich zu anderen Müttern eher Sicherheitsvorkehrungen zum Schutz des Kindes (z.B. empfohlene Schlafposition des Kindes, kindgerecht gesicherte Steckdosen).

Neugeborene reagieren ihrerseits auf das beschriebene mütterliche Verhalten mit besonderen Formen der Selbstregulation. Beispielsweise vermeiden sie Blickkontakt, wenden häufiger den Kopf ab, zeigen Inaktivität und Rückzugsverhalten. Insgesamt ist die Fähigkeit zur Selbstregulation beeinträchtigt, was sich auch in erhöhter Irritierbarkeit und vermehrtem Weinen zeigt. Im Vergleich zu anderen Kindern sind Säuglinge depressiver Mütter in Hinblick auf Ansprache weniger responsiv und bringen sich weniger in interaktive Spiele ein.

Merke

Die beeinträchtigte fremdregulatorische Unterstützung durch die Mutter wirkt sich negativ auf selbstregulatorische Fähigkeiten des Kindes aus.

Mittel- und langfristig zeigen diese Kinder Entwicklungsverzögerungen wie etwa ein schlechteres Sprachvermögen und einen niedrigeren Intelligenzquotienten (IQ) als andere Kinder. Bereits in der frühen Kindheit bis hin zur Adoleszenz finden sich bei ihnen Verhaltensprobleme und eine erhöhte Rate an internalisierender und externalisierender Psychopathologie. Auf körperlicher Ebene wirkt sich eine maternale Depression beispielsweise negativ auf das kardiovaskuläre Funktionieren aus und geht mit beeinträchtigtem Wachstum und erhöhter Infektanfälligkeit einher.

Auf neurobiologischer und neuroendokriner Ebene findet sich bei diesen Kindern eine stärker ausgeprägte Stressreaktion. Diese kommt in einer gesteigerten autonomen Aktivität einerseits und einer verstärkten Reaktivität der Hypothalamus-Hypophysen-Nebennierenrinden-Achse andererseits zum Ausdruck. Möglicherweise mediiert diese gesteigerte Reaktion der Stressachse den Zusammenhang zwischen maternaler Depression während der ersten Lebensmonate und der erhöhten Emotionalität und dem erhöhten externalisierenden Verhalten der Kinder.

Merke

Eine gesteigerte kindliche Stressachsen-Reaktivität mediiert den Zusammenhang zwischen der maternalen PPD und der beeinträchtigten Emotionsregulationsfähigkeit des Kindes.

Fazit

Eine PPD zieht schwerwiegende Konsequenzen nach sich, angesichts derer eine frühzeitige Diagnosestellung und Behandlung sehr wünschenswert erscheint. Leider wird die PPD im Gesundheitswesen jedoch häufig nicht erkannt. Umso wichtiger ist ein proaktives Nachfragen auf Seiten derjenigen, die mit Frauen in der Postpartalzeit arbeiten.

1.1 Bezeichnung

Antepartale Depression

Depressive Episoden treten nicht ausschließlich in den Wochen oder Monaten nach der Geburt eines Kindes – also postpartal – auf, sondern mindestens genauso häufig bereits während der Schwangerschaft. In diesen Fällen spricht man von antepartaler Depression.

Peripartale Depression

Fasst man ante- und postpartal auftretende depressive Episoden zusammen, so spricht man von peripartalen Depressionen.

Paternale PPD

Nicht nur Mütter, sondern auch Väter haben ein erhöhtes Risiko, im Zusammenhang mit der Geburt eines Kindes depressive Symptome zu entwickeln. Studien lassen vermuten, dass das Risiko von Vätern, während dieser Phase eine Depression zu entwickeln, zwar niedriger ist als bei Frauen, aber dennoch durchaus beachtlich. Die Prävalenzrate wird auf etwa 5 bis 10 % geschätzt. Dabei scheint die Depressionsrate bei Vätern in den ersten drei bis sechs Monaten nach der Geburt eines Kindes besonders hoch zu sein. Neben den für eine Depression charakteristischen Symptomen zeigen betroffene Väter oft Reizbarkeit, Wut und gesteigerten Alkoholkonsum. Darüber hinaus haben sie oftmals Schwierigkeiten, sich mit der neuen Rolle als Vater zu identifizieren und betrauern den Verlust ihrer alten Rolle. Risikofaktoren für die Entwicklung einer paternalen PPD sind, ähnlich wie bei betroffenen Müttern, depressive Episoden in der Vorgeschichte, erhöhte Depressivität oder Ängstlichkeit während der Schwangerschaft der Partnerin, Partnerschaftsprobleme und ein Mangel an sozialer Unterstützung.

Paternale PPD mit maternaler PPD assoziiert

Darüber hinaus zeigt sich auch ein Zusammenhang zwischen paternaler PPD und einer depressiven Symptomatik der Partnerin. Manchen Studien zufolge ist die maternale PPD sogar der stärkste Risikofaktor und betrifft circa 25 bis 50 % der betroffenen Väter. Die Folgen für die Kommunikation innerhalb der Beziehung sowie für die Interaktion mit dem Kind sind beträchtlich, was das Risiko für Verhaltensprobleme und emotionale Probleme der Kinder weiter erhöht.

1.2 Definition

Da davon ausgegangen wird, dass sich das klinische Bild der PPD im Wesentlichen nicht von depressiven Episoden in anderen Lebensabschnitten unterscheidet, gibt es weder in der Internationalen Klassifikation psychischer Störungen (ICD; aktuelle Versionen: ICD-10/11) noch im Diagnostischen und Statistischen Manual Psychischer Störungen (DSM; aktuelle Version: DSM-5) eine eigenständige diagnostische Kategorie der PPD. Das gilt gleichermaßen für andere Störungen, die im Zusammenhang mit einer Schwangerschaft oder Geburt stehen.

Merke

Psychische Störungen, die in der Postpartalphase auftreten, stellen keine nosologische Entität dar. Sie finden sich stattdessen in den Kategorien für affektive und psychotische Störungen.

PPD über Zusatzkodierung abbilden

Sofern die vorliegende Symptomatik das Vollbild einer depressiven Episode erfüllt (vgl. Tabelle 2), hat man stattdessen in der ICD-11 die Möglichkeit, die spezifisch vorliegende Störung – also die Einzelne Depressive Episode beziehungsweise die Rezidivierende Depressive Störung – zu kodieren und mittels einer Zusatzkodierung (6E20/21) den Auftretenszeitpunkt in der Peripartalzeit (in der Schwangerschaft bis ca. sechs Wochen nach der Entbindung) zusätzlich zu spezifizieren. Dabei wird auch das Fehlen (6E20) bzw. das Vorhandensein (6E21) psychotischer Symptome berücksichtigt. Dieselben Zusatzkodierungen können auch für Depressive Episoden im Rahmen einer Bipolaren Störung verwendet werden.

Merke

Mit dem Zusatz 6E20/21 zu einer ICD-11-Kodierung kann der Zusammenhang mit der Schwangerschaft bzw. dem Wochenbett abgebildet werden (in der ICD-10: O99.3).

Im DSM-5, das in der Forschung breite Anwendung findet, entsprechen die diagnostischen Kriterien einer PPD den allgemeinen Kriterien der Major Depression (vgl. Tabelle 2). Über die Zusatzcodierung „Mit Peripartalem Beginn“ besteht die Möglichkeit, abzubilden, dass eine aktuell bestehende oder die letzte depressive Episode in der Schwangerschaft oder in den ersten vier Wochen nach der Entbindung begann.

Kein Konsens zu Dauer der Postpartumperiode

Während sowohl die ICD-11 als auch das DSM-5 eine relativ stark umgrenzte Zeitperiode als Postpartumperiode definieren (6 bzw. 4 Wochen nach Entbindung), werden in der klinischen Praxis und zahlreichen wissenschaftlichen Untersuchungen deutlich längere Zeitfenster von bis zu einem Jahr als Postpartumperiode definiert.

Tabelle 2: Diagnostische Kriterien einer depressiven Episode

ICD-11	DSM-5: Episode einer Major Depression (APA/Falkai et al., 2018)[1]
Nach Kühner, Schricker und Nayman (2021)[2] müssen für die Diagnose einer Einzelnen Depressiven Episode (6A70) bzw. einer Rezidivierenden Depressiven Störung (6A71) gemäß ICD-11 folgende Kriterien erfüllt sein: • Über mindestens zwei Wochen müssen fast den ganzen Tag mindestens fünf der zehn folgenden Symptome vorhanden sein; mindestens eines der Symptome ist entweder (1) depressive Verstimmung oder (2) deutlicher Verlust an Freude oder Interesse an Alltagsaktivitäten. 1. Depressive Verstimmung. 2. Deutlicher Verlust von Interesse oder Freude an Alltagsaktivitäten. 3. Verminderte Konzentration oder verringerte Entscheidungsfähigkeit. 4. Verlust des Selbstwertgefühls oder exzessive oder unangemessene Schuldgefühle. 5. Hoffnungslosigkeit gegenüber der Zukunft. 6. Wiederkehrende Gedanken an den Tod, Suizidgedanken oder Suizidversuch. 7. Deutliche Schlafstörungen. 8. Deutliche Appetit- oder Gewichtsveränderung. 9. Psychomotorische Agitiertheit oder Hemmung. 10. Reduzierte Energie oder Erschöpfung.	A. Mindestens fünf der folgenden Symptome bestehen während derselben 2-Wochen-Periode und stellen eine Änderung gegenüber dem vorher bestehenden Funktionsniveau dar; mindestens eines der Symptome ist entweder (1) depressive Verstimmung oder (2) Verlust an Interesse oder Freude. *Beachte:* Auszuschließen sind Symptome, die eindeutig durch einen medizinischen Krankheitsfaktor bedingt sind. 1. Depressive Verstimmung für die meiste Zeit des Tages an fast allen Tagen, von der betroffenen Person selbst berichtet (z.B. fühlt sich traurig, leer oder hoffnungslos) oder von anderen beobachtet (z.B. erscheint den Tränen nahe). 2. Deutlich vermindertes Interesse oder Freude an allen oder fast allen Aktivitäten an fast allen Tagen, für die meiste Zeit des Tages (entweder nach subjektivem Bericht oder von anderen beobachtet). 3. Deutlicher Gewichtsverlust ohne Diät oder Gewichtszunahme (z.B. mehr als 5% des Körpergewichts in einem Monat) oder verminderter oder gesteigerter Appetit an fast allen Tagen. 4. Insomnie oder Hypersomnie an fast allen Tagen. 5. Psychomotorische Unruhe oder Verlangsamung an fast allen Tagen (durch andere beobachtbar, nicht nur das subjektive Gefühl von Rastlosigkeit oder Verlangsamung). 6. Müdigkeit oder Energieverlust an fast allen Tagen.

1 Abdruck erfolgt mit Genehmigung aus der deutschen Ausgabe des Diagnostic and Statistical Manual of Mental Disorders, Fifth Edition © 2013, Dt. Ausgabe: © 2018, American Psychiatric Association. Alle Rechte vorbehalten.

2 Zum gegenwärtigen Zeitpunkt sind die Diagnosekriterien nach der ICD-11 in Deutschland noch nicht veröffentlicht. Entsprechend ist der Autorin noch keine verbindliche Übersetzung bekannt. Aus diesem Grund wurden die hier dargestellten Bezeichnungen und Textauszüge von Kühner et al. (2021) übernommen.

Tabelle 2: Fortsetzung

ICD-11	DSM-5: Episode einer Major Depression (APA/Falkai et al., 2018)[1]
	7. Gefühle von Wertlosigkeit oder übermäßige oder unangemessene Schuldgefühle (die auch ein wahnhaftes Ausmaß annehmen können) an fast allen Tagen (nicht nur Selbstvorwürfe oder Schuldgefühle wegen des Krankseins). 8. Verminderte Fähigkeit zu denken oder sich zu konzentrieren oder verringerte Entscheidungsfähigkeit an fast allen Tagen (entweder nach subjektivem Bericht oder von anderen beobachtet). 9. Wiederkehrende Gedanken an den Tod (nicht nur Angst vorm Sterben), wiederkehrende Suizidvorstellungen ohne genauen Plan, tatsächlicher Suizidversuch oder genaue Planung eines Suizids.
• Die Symptomatik verursacht bedeutsame Beeinträchtigungen in persönlichen, familiären, sozialen, schulischen, beruflichen oder anderen wichtigen Funktionsbereichen. Ist die Funktionsfähigkeit erhalten, ist dies nur unter bedeutsamer Zusatzanstrengung möglich.	B. Die Symptome verursachen in klinisch bedeutsamer Weise Leiden oder Beeinträchtigungen in sozialen, beruflichen oder anderen wichtigen Funktionsbereichen.
• Die Störung ist nicht Folge eines anderen medizinischen Krankheitsfaktors oder physiologische Auswirkung einer Substanz oder des Entzugs von Substanzen.	C. Die Symptome sind nicht Folge der physiologischen Wirkung einer Substanz oder eines medizinischen Krankheitsfaktors. *Beachte:* Die Kriterien A bis C definieren die depressive Episode einer Major Depression.
• Die Symptome sind nicht besser erklärbar durch eine Trauerreaktion.	D. Das Auftreten einer Episode einer Major Depression kann nicht besser durch eine Schizoaffektive Störung, Schizophrenie, Schizophreniforme Störung, Wahnhafte Störung oder Andere Näher Bezeichnete oder Nicht Näher Bezeichnete Störung aus dem Schizophrenie-Spektrum und Andere Psychotische Störungen erklärt werden.
–	E. Es bestand niemals eine manische oder hypomane Episode. *Beachte:* Dieses Ausschlusskriterium trifft nicht zu, wenn alle Manie- oder Hypomanieähnlichen Episoden substanzinduziert oder Folge der physiologischen Wirkung einer Substanz oder eines medizinischen Krankheitsfaktors sind.

1.3 Epidemiologie

Die Prävalenzraten der PPD variieren in der Literatur beträchtlich, was unter anderem durch Unterschiede in der Definition des Störungsbildes, den Betrachtungszeiträumen, den Erhebungsmethoden sowie den zugrundeliegenden Populationen bedingt ist.

So kommen unterschiedliche Metaanalysen – abhängig von den Instrumenten, auf denen die Diagnosen basieren – zu sehr unterschiedlichen Prävalenzraten, die von 1% (Gavin et al., 2005) über 13% (O'Hara & Swain, 1996) bis zu 17,7% (Hahn-Holbrook, Cornwell-Hinrichs & Anaya, 2018) reichen (vgl. Tabelle 3).

Merke

Betrachtet man die Gesamtheit der Forschungsarbeiten in diesem Bereich, kann davon ausgegangen werden, dass in westlichen Industrieländern etwa 10 bis 15% aller Gebärenden an einer PPD erkranken.

Selbstberichte überschätzen Prävalenz

Da auf Selbstberichtsinstrumenten basierende Diagnosen in der Regel höhere Prävalenzraten hervorbringen als auf klinischen Interviewverfahren basierende Diagnosen, ist eine Überschätzung der Prävalenzrate in Metaanalysen, die ausschließlich Primärstudien einschließen, bei denen die Diagnose auf der Edinburgh Postnatal Depression Scale (EPDS) basiert, nicht auszuschließen.

Inzidenzschätzung der PPD erschwert

Ein Problem bei der Inzidenzschätzung der PPD liegt darin, dass zahlreiche Studien nicht erheben, ob die darin eingeschlossenen Frauen in der Vorgeschichte bereits depressive Episoden erlebten. Entsprechend bleibt unklar, ob die berichteten Prävalenzraten eine rezidivierende depressive Störung oder aber neuauftretende depressive Episoden (was der Inzidenz gleichkäme) bzw. eine Kombination aus beidem widerspiegeln.

Auch in Reviews und Metaanalysen ist die Inzidenz meist als die Rate derjenigen depressiven Episoden definiert, die innerhalb eines definierten Zeitraums auftraten und nicht als tatsächlich erstmalig auftretende depressive Episoden. Pataky und Ehlert (2020) begegneten diesem Problem, indem sie Probandinnen mit mindestens einer depressiven Episode in der Vorgeschichte und Probandinnen, die erstmalig peripartal depressive Symptome entwickelten, nicht nur gemeinsam, sondern auch getrennt voneinander betrachteten. In ihre prospektive Online-Studie fanden die Autorinnen für klinisch relevante depressive Symptome eine Prävalenzrate von 18,3% während der späten Schwangerschaft und 18,5% in den ersten vier bis sechs Wochen nach Entbindung. Die Inzidenzrate depressiver Symptome lag bei 9,2% in der späten Schwangerschaft und bei 6,3% in den vier bis sechs Wochen postpartum.

Tabelle 3: Epidemiologie der postpartalen Depression

Studie	Art der Studie	Messinstrumente	Zeitraum	Prävalenzzahlen	Inzidenzzahlen
O'Hara und Swain (1996)	Metaanalyse über 59 Primärstudien	Validierte oder standardisierte Selbstberichtinstrumente und klinische Interviews	Postpartalperiode (beginnend mindestens 2 Wochen nach Entbindung)	Globale Prävalenz: 13 %	–
Gavin et al. (2005)	Systematisches Review über 23 Studien	Strukturiertes klinisches Interview	Während Schwangerschaft oder innerhalb des ersten Jahres postpartum	Punktprävalenz Minor und Major Depression: 6,5–12,9 %; Punktprävalenz Major Depression: 1,0–5,6 %; Periodenprävalenz Minor und Major Depression innerhalb der ersten drei Monate postpartum: 19,2 %; Periodenprävalenz Major Depression innerhalb der ersten drei Monate postpartum: 7,1 %	–
Hahn-Holbrook et al. (2018)	Systematisches Review, Metaanalyse und Metaregression über 291 Studien	Selbstbericht mittels EPDS	Postpartalperiode bis höchstens 12 Monate nach Entbindung	Globale gepoolte Prävalenz: 17,7 %	–

Tabelle 3: Fortsetzung

Studie	Art der Studie	Messinstrumente	Zeitraum	Prävalenzzahlen	Inzidenzzahlen
Pataky und Ehlert (2020)	Prospektive Online-Studie mit *N* = 687 Probandinnen	Selbstbericht mittels EPDS	Messzeitpunkte während der späten Schwangerschaft, 1–2 Wochen postpartum und 4–6 Wochen postpartum	Punktprävalenz während später Schwangerschaft: 18,3 %; Punktprävalenz 4–6 Wochen postpartum: 18,5 %	In später Schwangerschaft: 9,2 %; 4–6 Wochen postpartum: 6,3 %
Banti et al. (2011)	Prospektive Studie mit *N* = 1.066 Frauen	Strukturiertes klinisches Interview nach Cut-off-Überschreitung im Selbstbericht mittels EPDS	–	Kumulative Periodenprävalenz Minor & Major Depression während Schwangerschaft: 12,4 %; Kumulative Periodenprävalenz während Postpartalphase: 9,6 %	In später Schwangerschaft: 1,6 %; Nach Entbindung: 5,7 %
Shorey et al. (2018)	Systematisches Review über 58 Primärstudien	Selbstberichtinstrumente und strukturierte klinische Interviews	Postpartalzeitraum (über 12 Monate hinaus)	Globale Prävalenz: 17 %	12 %

Die Wiederauftretensrate depressiver Symptome lag dagegen bei 9,2 % während der späten Schwangerschaft und bei 4,1 % vier bis sechs Wochen postpartum. Pataky und Ehlert fanden bei längsschnittlicher Betrachtung zudem beachtenswerte Unterschiede zwischen den beiden Gruppen: Während der Peripartalperiode berichteten nahezu 60 % derjenigen Probandinnen mit depressiven Episoden in der Vorgeschichte von wiederkehrenden depressiven Symptomen. Die entsprechende Rate der Probandinnen ohne Depressionen in der Vorgeschichte war mit etwa 30 % nur halb so hoch.

Merke

Frauen, die bereits depressive Episoden in der Vorgeschichte erlebt haben, haben ein doppelt so hohes Risiko, in der Peripartalphase depressive Symptome zu entwickeln als Frauen ohne depressive Episode in der Vorgeschichte.

Eine weitere Studie, die die Inzidenz und das Wiederauftreten depressiver Episoden (Minor und Major) im Postpartalzeitraum getrennt voneinander betrachtete, fand eine Neuauftrittsrate von 1,6 % in der späten Schwangerschaft und 5,7 % nach der Entbindung (Banti et al., 2011). Die Rezidivrate lag hingegen bei 3,7 % während der Schwangerschaft und bei 7,7 % im Postpartalzeitraum. Die Überblicksarbeit von Shorey et al. (2018) basiert auf Primärstudien, die ausschließlich gesunde Frauen ohne vorangegangene psychische Störungen (einschließlich PPD) und mit gesunden Kindern während der Postpartumperiode einschlossen. Die globale Prävalenz lag hier bei 17 % und die Inzidenz bei 12 %.

Die Prävalenzrate der PPD ist bei Frauen nahezu doppelt so hoch wie bei Männern. Dieser Geschlechterunterschied liegt vermutlich in den Faktoren begründet, die die Entwicklung einer PPD bei Frauen und Männern mit verursachen bzw. begünstigen. Während dies bei Männern vor allem Umgebungsfaktoren zu sein scheinen (insbesondere eine depressive Störung der Partnerin), spielen bei Frauen auch mit Schwangerschaft und Geburt assoziierte biologische Prozesse eine große Rolle.

1.4 Verlauf und Prognose

PPD remittiert meist bald nach Entbindung

Die Schwere einer PPD nimmt in der Regel mit fortschreitender Zeit ab. Entsprechend erfüllen einige Betroffene nach drei bis sechs Monaten nicht mehr die Kriterien einer depressiven Episode. Allerdings zeigen manche dieser Frauen nach wie vor depressive Symptome in subklinischem Ausmaß.

Vorbestehende psychische Störungen erhöhen Chronifizierungsrisiko

Bei einigen Müttern mit PPD (ca. 30 %) besteht jedoch auch noch Monate bis Jahre nach der Geburt ihres Kindes das Vollbild einer Major Depression. Bei Betroffenen mit bereits bestehenden psychischen Störungen ist dies sogar bei etwa der Hälfte der Frauen der Fall. Es gibt klare Hinweise darauf, dass auch diejenigen Mütter, die in den Monaten nach der Entbindung zunächst vollständig remittieren, auf lange Sicht oftmals erneut depressive Symptome entwickeln. Ausgenommen derjenigen Frauen, die bislang ausschließlich postpartal eine depressive Episode entwickelt haben, erleben Studien zufolge sogar bis zu 80 % der postpartal depressiv erkrankten Frauen innerhalb von viereinhalb Jahren ein Rezidiv.

Ein Jahr nach der Geburt leiden Studien zufolge noch immer etwa 10 % der Frauen unter Symptomen der PPD. Ein chronischer Verlauf der PPD findet sich vorwiegend bei Frauen, deren Beziehungsqualität niedrig ist und die weniger soziale Unterstützung erfahren als andere Frauen. Auch akute und anhaltende Stressoren im Leben der Frauen (z. B. finanzielle Unsicherheit) begünstigen einen chronischen Verlauf. Weiterhin gibt es Hinweise darauf, dass Mütter, in deren Biografie sich belastende Kindheitserfahrungen (sexueller Missbrauch, geringe mütterliche Fürsorge) finden, ein höheres Risiko für einen chronischen Verlauf der PPD aufweisen. Auch bestimmte Persönlichkeitsfaktoren konnten mit der Chronifizierung der Symptomatik in Zusammenhang gebracht werden. Beispielsweise zeigen Mütter, die hohe Standards haben, zu exzessiver Selbstkritik neigen, oder Schwierigkeiten haben, den Anforderungen ihrer Rolle zu entsprechen, ein höheres Risiko für eine chronische PPD.

Eine PPD erhöht Risiko weiterer PPD

Wie bereits erwähnt, haben Frauen mit einer PPD in der Vorgeschichte ein erhöhtes Risiko, bei späteren Entbindungen erneut eine PPD zu erleiden.

Suizid

Die Suizidversuchsrate ist bei Frauen in der Schwangerschaft und nach einer Entbindung niedriger als in anderen Lebensphasen (Teismann & Dorrmann, 2021). Allerdings sind die Methoden, die Frauen in dieser Zeit wählen, gewaltsamer und münden häufiger in einem vollendeten Suizid. Suizidversuche in der Vorgeschichte, Substanzmissbrauch, ein ausgeprägtes Gefühl von Hoffnungslosigkeit sowie häusliche Gewalt erhöhen das Suizidrisiko.

Selten kommt es im Rahmen einer PPD auch zu einem Infantizid, der dann häufig im Rahmen eines erweiterten Suizids begangen wird.

Merke

Suizid und Infantizid sind seltene, aber mögliche Folgen einer PPD. Daher ist auf entsprechende Gefährdungsmomente besonders zu achten.

1.5 Differenzialdiagnostische Abgrenzung

Die Geburt eines Kindes geht mit großen physischen, aber auch psychischen Herausforderungen einher. Neben körperlicher Erschöpfung infolge der Entbindung erleben viele Frauen nach einer Geburt eine Reihe physiologischer Anpassungsvorgänge, die schwer von den Symptomen einer PPD abzugrenzen sind, wie Schlafstörungen, Müdigkeit, Appetitveränderungen und eine verminderte Libido. Daher ist es wichtig, genau zu prüfen, ob neben diesen physiologischen Anpassungsvorgängen überdauernde Symptome auf mehreren Ebenen (kognitiv, emotional, behavioral, physiologisch) zu finden sind, denen klinische Bedeutsamkeit zukommt.

Babyblues

Neben den körperlichen Anpassungsvorgängen ist auch das Auftreten niedergeschlagener Stimmung im Zusammenhang mit der Geburt eines Kindes weiter verbreitet als vielfach angenommen. Tatsächlich empfinden 40 bis 80 % der Mütter – oftmals entgegen ihren Erwartungen – in den ersten zwei Wochen nach der Entbindung nicht nur Freude, sondern erleben sich deutlich affektlabil, weinerlich, ängstlich und besorgt. In diesem Zusammenhang spricht man auch von einem postpartalen dysphorischen Syndrom, oder einem „Babyblues".

Begriffe, die ein transientes postpartales Stimmungstief beschreiben

- Babyblues,
- Heultage,
- postpartale Dysphorie,
- postpartales dysphorisches Syndrom.

In den meisten Fällen beginnt dieses postpartale Stimmungstief innerhalb der ersten Woche nach der Entbindung, findet einen Häufigkeitsgipfel um den dritten Tag nach der Geburt und klingt innerhalb weniger Tage spontan wieder ab. Man geht davon aus, dass der starke Hormonabfall nach der Geburt eine wesentliche Rolle bei der Entstehung dieser leichtesten und lediglich passager auftretenden Form der depressiven Verstimmung nach einer Geburt spielt. Auch die körperliche Anstrengung, der Schlafmangel sowie die Herausforderungen des Lebens mit einem Neugeborenen nehmen hierauf vermutlich Einfluss.

Babyblues bedarf keiner Behandlung, aber Rücksichtnahme

Da es sich bei dem Babyblues um eine vorübergehende und vielfach vorkommende Erscheinung handelt, ist eine medikamentöse oder auch psychotherapeutische Behandlung nicht notwendig. Es ist jedoch wichtig, betroffene Frauen über die Häufigkeit und mögliche Ursachen dieser Symptomatik aufzuklären. Fürsorge, Ruhe und die Abschirmung vor zu vielen äußeren Einwirkungen verhelfen in der Regel zu einer Symptomreduktion.

Obwohl ein Babyblues in den allermeisten Fällen rückläufig ist, ist dieser – genau wie während der Schwangerschaft bestehende Angstsymptome – mit einem erhöhten Risiko für die Entwicklung einer PPD assoziiert. Dies gilt insbesondere dann, wenn die Symptome stark ausgeprägt sind. In manchen Fällen ist der Übergang von einem Babyblues in eine klinisch bedeutsame PPD also fließend. Bei den betroffenen Frauen persistiert die traurige Stimmung länger als zwei Wochen und geht mit weiteren Symptomen wie Interessensverlust, Gefühlen von Schuld- und Wertlosigkeit, Veränderungen im Appetit oder Schlafverhalten oder auch Konzentrationsschwierigkeiten einher. In diesen Fällen handelt es sich um eine behandlungsbedürftige PPD.

Merke

Symptome, die mit normalen physiologischen Anpassungsprozessen und dem sehr weit verbreiteten Babyblues in Zusammenhang stehen, erschweren das frühzeitige Erkennen einer PPD. So werden weniger als die Hälfte der Fälle einer PPD in der klinischen Praxis diagnostiziert. Vor dem Hintergrund, dass keine andere Lebensphase einer Frau mit einem höheren Risiko für psychische Störungen einhergeht als die Postpartalzeit, sollten Kliniker:innen insbesondere in dieser Zeit auf das mögliche Vorliegen klinisch relevanter Symptome achten.

Anpassungsstörung

Bei der Geburt eines Kindes handelt es sich um eine Lebensveränderung, die ohne Zweifel einen Anpassungsprozess seitens der Eltern erfordert. Dies gilt in besonderem Maße für die Geburt des ersten Kindes. Nach einer derartig einschneidenden Lebensveränderung kann es auch zu einer sogenannten Anpassungsstörung kommen. Anpassungsstörungen sind nach der ICD-11 definiert als maladaptive Reaktion auf einen (oder mehrere) psychosoziale(n) Stressor(en). Die Störung beginnt in der Regel innerhalb eines Monats nach einer Lebensveränderung oder einem belastenden Ereignis und hält meist nicht länger als sechs Monate an. Das klinische Bild einer Anpassungsstörung ist gekennzeichnet durch anhaltende Beschäftigung mit dem Stressor und seinen Konsequenzen (einschließlich exzessiver Sorgen), wiederkehrende und belastende Gedanken an den Stressor oder andauernde Rumination bezüglich seiner Folgen sowie ein Misslingen, sich an den Stressor anzupassen, was eine bedeutsame Beeinträchtigung in wichtigen Funktionsbereichen nach sich zieht. Auch eine Anpassungsstörung kann gekennzeichnet sein durch depressive Verstimmung und das Gefühl, in der Alltagsbewältigung eingeschränkt zu sein, – teilweise in Kombination mit ängstlichen Gefühlen. Damit kann sie einer PPD symptomatisch teilweise sehr ähneln. Allerdings ist die Symptomatik einer Anpassungsstörung nicht so stark ausgeprägt, dass das Vollbild einer Depression erfüllt ist. Ist dies der Fall, sieht man von der Diagnose einer Anpassungsstörung ab und diagnostiziert stattdessen eine Depression mit postpartalem Beginn.

Merke

Wie eine PPD können auch Anpassungsstörungen durch depressive Verstimmungen und das Gefühl, den Alltag nicht mehr bewältigen zu können, gekennzeichnet sein. Die Symptomatik einer PPD ist jedoch umfassender und schwerer als die einer Anpassungsstörung.

Frauen mit einer Angststörung in der Vorgeschichte weisen ein erhöhtes Risiko für die Entwicklung einer PPD auf. Allerdings kann es im Rahmen der Schwangerschaft oder nach der Entbindung auch zu einem Wiederauftreten oder einer Exazerbation vorbestehender Angststörungen sowie zur erstmaligen Entwicklung einer solchen kommen. Etwa 10 bis 15 % der Frauen weisen sechs Wochen nach einer Entbindung eine Angststörung wie etwa eine generalisierte Angststörung, Panikstörung, Agoraphobie, soziale Phobie oder auch spezifische Phobie auf. Neben der PPD sind Angststörungen damit die häufigsten psychischen Störungen im Postpartalzeitraum.

Angststörung

Merke

Angst, Agitiertheit und Schlafstörungen können sowohl bei der PPD als auch bei Angststörungen auftreten. Liegen gleichzeitig psychomotorische Verlangsamung, Appetit- und Gewichtsveränderungen, Konzentrationsstörungen, mangelnde Schwingungsfähigkeit und Suizidalität vor, deutet das auf das Vorliegen einer PPD hin.

In den meisten Fällen liegt der Beginn von Angststörungen bereits vor der Entbindung. Lediglich bei einer Minderheit der Mütter (ca. 2 %) liegt der Störungsbeginn in der Postpartalzeit. Symptome wie psychische Angst, Agitiertheit und Schlafstörungen können sowohl bei der PPD als auch bei Angststörungen auftreten und sind damit eher unspezifisch. Auch Panikattacken können nicht nur im Rahmen einer Panikstörung, sondern auch bei einer PPD auftreten. Ist Letzteres der Fall, sind die Panikattacken unter antidepressiver Behandlung jedoch wieder rückläufig. Relativ spezifische Indikatoren für eine PPD, und damit für die differenzialdiagnostische Abgrenzung von Angststörungen relevant, sind hingegen die psychomotorische Verlangsamung, Appetit- und Gewichtsveränderungen, Konzentrationsstörungen, mangelnde Schwingungsfähigkeit und Suizidalität.

Erstauftreten einer Angststörung postpartum unwahrscheinlich

Da bei 25 bis 40 % der Frauen, die unter einer PPD leiden, auch auf das Kind bezogene Zwangsgedanken auftreten, besteht eine weitere Herausforderung darin, die PPD von einer Zwangsstörung abzugrenzen. In der Peripartalzeit kommt es nicht selten zu einem Erstauftreten oder auch einer Exazerbation einer bereits vorbestehenden Zwangsstörung. So liegt die Prävalenz der Zwangsstörung während der Schwangerschaft bei etwa 0,2 bis 3 %, die der postpartalen Zwangsstörung bei etwa 3 bis 9 %. Dabei tritt eine Zwangsstörung selten erstmalig nach einer Geburt auf. Zu einer Verschlechterung einer bereits vorbestehenden Zwangsstörung im Postpartalzeitraum kommt es bei etwa 25 bis 75 % der bereits von einer Zwangsstörung betroffenen Frauen.

Zwangsstörung

Beide Störungsbilder – die PPD und die Zwangsstörung – können mit einem starken Ausmaß an Sorgen, allgemeinen negativen Gedanken, aber auch negativen Gedanken hinsichtlich der eigenen mütterlichen Qualitäten einher-

Zwangsgedanken häufig

gehen. Darüber hinaus können, wie bereits beschrieben, auch angstauslösende Zwangsgedanken bei beiden Störungsbildern vorkommen. Dabei handelt es sich häufig um ungewollte aggressive Gedanken (Vorstellung, dem eigenen Baby etwas anzutun wie z. B. es fallen zu lassen, zu erstechen oder den Kinderwagen an einer Gefahrenstelle loszulassen), aber auch Befürchtungen, dem Kind versehentlich und unabsichtlich Schaden zugefügt zu haben oder Gedanken, dass dem Kind anderweitig ein Unglück geschehen könnte. Treten derartige Gedanken erstmals im Rahmen einer bereits bestehenden PPD auf, ist die (zusätzliche) Diagnose einer Zwangsstörung nicht gerechtfertigt. Lediglich, wenn die Symptome der Zwangsstörung der depressiven Symptomatik vorausgehen, sollte die entsprechende Diagnose vergeben werden.

Merke

Nur in seltenen Fällen tritt eine Zwangsstörung erstmals nach der Geburt eines Kindes auf. Gleichzeitig zeigen viele Frauen mit PPD auf das Kind bezogene Zwangsgedanken. Nur wenn die Symptome einer Zwangsstörung bereits vor den depressiven Symptomen bestanden, erscheint die Diagnose einer Zwangsstörung gerechtfertigt. Sind die Symptome beider Störungen vorhanden und im Schweregrad nicht unterschiedlich hat die Diagnose einer PPD Vorrang.

Zwangssymptome mit Bezug zu Schwangerschaft oder Kind

Zwangssymptome, die in der Peripartalzeit auftreten, haben meist einen Bezug zur Schwangerschaft oder dem Säugling. So scheinen Kontaminationsängste und Wasch- bzw. Putzzwänge kennzeichnend für Zwangssymptome während der Schwangerschaft. In der Postpartumperiode kommt es häufig zu den bereits beschriebenen aggressiven Gedanken. Diese aggressiven Zwangsgedanken gehen mit ausgeprägtem Leid einher und sind oftmals mit einer intensiven Angst vor Kontrollverlust assoziiert. Es finden sich darüber hinaus auch in der Postpartalphase hohe Raten an Kontaminationsängsten sowie Wasch- und Putzzwängen. Viele Mütter mit postpartalen Zwangssymptomen zeigen ausgeprägtes Kontroll- oder Rückversicherungsverhalten. Mütter, die beispielsweise die sich ungewollt aufdrängende Vorstellung haben, ihr Kind könne am plötzlichen Kindstod sterben oder durch Fehlverhalten ihrer selbst oder anderer Bezugspersonen Schaden nehmen, entwickeln in der Folge häufig Kontroll- und Vermeidungsverhalten, mit dessen Hilfe sie ihre Ängste kurzfristig reduzieren. Ein solches Kontroll- oder Vermeidungsverhalten kann sich etwa darin äußern, dass die Mütter mehrfach den Atem oder Herzschlag ihres schlafenden Kindes kontrollieren oder die Mitversorgung des Kindes durch weitere Bezugspersonen unterbinden. In der Folge kommt es zu Überforderungsgefühlen, einer Reduktion der Freude an der Mutterschaft sowie einer Beeinträchtigung der Fähigkeit, kindliche Signale sensibel wahrzunehmen und adäquat darauf zu reagieren. In der Interaktion mit dem Kind zeigen betroffene Mütter oft deutlich intrusive Verhaltensweisen. Manche Mütter vermeiden auch zunehmend den Umgang mit ihrem Kind, was den Beziehungsaufbau ebenfalls stark beeinträchtigt. Ausgeprägtes Vermeidungs- und Sicherheitsverhalten infolge von Zwangssymptomen wirkt sich beträchtlich und negativ auf die Mutter-Kind-Interaktion aus.

Mütterliche Bindungsstörung

Ein in den gängigen Diagnosesystemen nicht abgebildetes, in der Literatur jedoch vielfach umschriebenes Konzept ist das der mütterlichen Bindungsstörung oder auch Mutter-Kind-Beziehungsstörung. Darunter wird im Wesentlichen eine durch pathologische Elemente gekennzeichnete Mutter-Kind-Beziehung verstanden. Die Empfindungen der Frauen gegenüber ihrem Kind sind hierbei nicht von positiven Gefühlen wie Liebe und Zuneigung geprägt, sondern vielmehr von einem Mangel an mütterlichen Gefühlen, Gleichgültigkeit, aber auch negativen Emotionen wie Ablehnung, Reizbarkeit und Ärger bis hin zu Feindseligkeit und aggressiven Impulsen. Die Betroffenen erleben das Kind hierbei oft nicht als ihr eigenes und beschreiben, dass es sich anfühle, als würden sie ein fremdes Kind betreuen. Sie empfinden die Versorgung des Kindes als besonders anstrengend und lehnen das Kind oft gänzlich ab. Zwar tritt eine mütterliche Bindungsstörung im Rahmen der PPD auf, jedoch nur bei einer Minderheit der Betroffenen (ca. 30 %). Aus einer mütterlichen Bindungsstörung heraus kann sich der Wunsch entwickeln, sich des als fremd erlebten Kindes zu entledigen, was das Risiko eines Infantizids aber auch das eines Suizids erhöhen kann.

Merke

Etwa ein Drittel der Mütter mit PPD zeigt auch eine mütterliche Bindungsstörung. Dieses Konzept, das als solches nicht in den Diagnosesystemen beschrieben wird, geht von einer Mutter-Kind-Beziehung aus, die von einem Mangel an mütterlichen Gefühlen, negativen Gefühlen gegenüber dem Kind und einer Ablehnung des Kindes gekennzeichnet ist.

Postpartale Psychose

Die seltenste und zugleich schwerwiegendste psychische Störung im Zusammenhang mit einer Geburt ist eine postpartale Psychose. Lediglich etwa ein bis zwei von 1.000 Frauen entwickeln im Zusammenhang mit einer Entbindung eine akute psychotische Episode. In vielen Fällen tritt die postpartale Psychose im Rahmen einer manischen Episode oder auch einer Episode mit gemischten affektiven Merkmalen auf. Oftmals entwickelt sich eine postpartale psychotische Episode innerhalb der ersten zwei Wochen nach der Geburt eines Kindes. Charakteristisch sind ein plötzlicher Beginn und eine schnelle Zustandsverschlechterung. Typischerweise zeigen die Betroffenen Halluzinationen und Wahnsymptome, die sich auf das Kind beziehen. So ist beispielsweise die Wahrnehmung des Kindes verzerrt oder es kommt zu kindbezogenen Wahninhalten wie etwa der Überzeugung, das Kind sei besessen, gestorben oder würde bald sterben.

Merke

Die postpartale Psychose stellt, genau wie die PPD, keine diagnostische Entität dar. Grundsätzlich kann es im Rahmen schwerer postpartal auftretender depressiver Episoden auch zu psychotischen Symptomen kommen. Das ist jedoch nicht der Regelfall. Meist kommt es zu postpartal auftretenden psychotischen Symptomen im Rahmen einer manischen oder gemischten Episode. Psychotische Störungen, die erstmals nach einer Geburt auftreten, oder Exazerbationen vorbestehender psychotischer Störungen (z. B. Schizophrenie oder Wahnhafte Störung) sind in der Regel leicht von der PPD abzugrenzen.

Capgras-Syndrom

In seltenen Fällen sind Mütter auch überzeugt, dass ihr Kind durch einen identisch aussehenden Doppelgänger (z. B. Satan) ausgetauscht worden sei, was sie aus der (vermeintlichen) Wahrnehmung sehr kleiner Unterschiede im Aussehen des Kindes ableiten. Dieses Phänomen wird als Capgras- oder Doppelgänger-Syndrom bezeichnet. Darüber hinaus zeigen viele Betroffene paranoide Wahnideen (beispielsweise sind sie davon überzeugt, nahe Angehörige hätten ihnen aus böser Absicht das Kind entwendet), Beziehungswahn, Verwirrtheitszustände, ausgeprägte Irritabilität und desorganisiertes Verhalten. Vielfach ist die Affektivität der betroffenen Frauen stark fluktuierend und kann in kürzester Zeit von starker Euphorie in intensive Angstgefühle übergehen. Weiterhin finden sich häufig ausgeprägte Agitiertheit sowie Stupor im schnellen Wechsel. All dies beeinträchtigt die Fähigkeit der Betroffenen, die Grundbedürfnisse des Kindes sicherzustellen und dieses vor Gefahren zu schützen. In manchen Fällen besteht darüber hinaus die Gefahr der Kindesmisshandlung oder gar eines Infantizids – also der Tötung des Kindes durch das betroffene Elternteil.

Kindstötung

Ein Infantizid ist ein sehr seltenes Ereignis, dessen Inzidenz auf etwa 4 zu 100.000 geschätzt wird. Die Gefahr einer Kindstötung im Rahmen einer postpartalen Psychose besteht insbesondere dann, wenn die Betroffenen unter akustischen Halluzinationen imperativer Stimmen, die die Tötung des Kindes befehlen, einem Capgras-Syndrom oder unter Wahnvorstellungen, dass das Kind besessen sei, leiden. Allerdings ist ein Infantizid auf etwa 1 bis 4,5 % der Fälle postpartaler Psychosen begrenzt. Dennoch ist bei Vorliegen einer postpartalen psychotischen Störung ein stationäres Behandlungssetting wegen der Gefahr der Kindesvernachlässigung dringend indiziert.

Merke

Postpartale Psychosen machen ein stationäres Behandlungssetting notwendig, unter anderem auch wegen der Gefahr des sehr seltenen Infantizids.

In Deutschland ist eine Trennung von Mutter und Kind in der akuten Phase der Störung die Regel. In den meisten Fällen sind peripartal auftretende psychotische Symptome vollständig und mit angemessener Behandlung schnell (innerhalb von ca. 2 bis 12 Wochen) rückläufig. Allerdings ist auch ein phasischer Verlauf prognostisch nicht auszuschließen.

Die mit einer Schwangerschaft und Geburt assoziierten Belastungen sind nicht selten der Auslöser für eine erste psychotische Episode. Retrospektiv erweist sich bei vielen Frauen eine erstmalige psychotische Episode in der Postpartumphase als initiale Episode einer Bipolaren Störung. Gleichzeitig ist das Risiko für eine postpartal auftretende psychotische Episode bei Frauen mit affektiver Störung in der Vorgeschichte (insbesondere mit Bipolar-I-Störung) ebenso wie bei Frauen, die bereits früher postpartale affektive Episoden erlebt haben, deutlich erhöht. Zudem liegt nach erstmaligem Auftreten einer postpartalen psychotischen Episode das Rezidivrisiko bei späteren Entbindungen bei etwa 30 bis 50 % und damit deutlich über dem Risiko von Frauen, die bislang keine postpartalen psychotischen Symptome entwickelt haben. Auch das Risiko für weitere postpartale und nicht postpartale Episoden, einschließlich Depression und Angst, ist bei diesen Frauen erhöht.

Bis dato gibt es keine eigene diagnostische Kategorie und keine allgemein akzeptierte Definition der postpartalen Psychose. Oftmals wird das Konzept definitorisch auf affektive Episoden mit psychotischen Symptomen begrenzt.

Trauerreaktion

In Reaktion auf einen Abort, eine stille Geburt oder auch den Tod eines Neugeborenen kann es zu Trauerreaktionen seitens der Mütter kommen, die einer PPD symptomatisch ähneln. Auch hier finden sich intensive Gefühle der Traurigkeit, Schlaf- und Appetitveränderungen, Schuldgefühle oder auch Rumination. Nach der ICD-11 sollten normale Trauersymptome, einschließlich eines gewissen Ausmaßes depressiver Symptome innerhalb von sechs Monaten nach dem Verlust einer nahestehenden Person nicht als Ausdruck einer Depression betrachtet werden. Halten konstante depressive Symptome jedoch länger als einen Monat nach dem Verlust an und liegen schwere depressive Symptome wie Selbstwertverlust oder ausgeprägte Schuldgefühle vor, die sich nicht auf die verlorene Person beziehen oder bestehen psychotische Symptome, Suizidgedanken oder ausgeprägte psychomotorische Hemmung, ist von einer Depressiven Episode auszugehen.

Merke

Die Reaktion auf einen Abort, eine stille Geburt oder den Tod eines Neugeborenen kann den Symptomen einer Depression ähnlich sein. Auch wenn die Reaktion nachvollziehbar und in der gegebenen Situation angemessen erscheint, muss im Einzelfall unter Berücksichtigung der Vorgeschichte, Art und Ausmaß der Symptomatik sowie den kulturellen Normen gut geprüft werden, ob die Diagnose einer Depression dennoch in Betracht kommt.

Bipolare Störung Da depressive Episoden im Rahmen einer Bipolaren Störung grundsätzlich dieselben diagnostischen Kriterien aufweisen wie unipolar depressive Episoden, besteht die Gefahr, eine zugrunde liegende Bipolare Störung zu übersehen. Insofern ist es wichtig, zu überprüfen, ob eine manische oder hypomane Episode beziehungsweise eine Episode mit gemischten Merkmalen in der Vorgeschichte bekannt ist.

Merke

Sind hypomanische, manische oder gemischte Episoden in der Vorgeschichte eruierbar, ist eine Bipolare Störung zu diagnostizieren.

Rezidivrisiko erhöht Eine besondere Berücksichtigung möglicher früherer (hypo-)manischer Episoden erscheint dringend angeraten, weil bipolare Störungen in der Schwangerschaft und Peripartalzeit eine Rezidivrate von 50 % und mehr aufweisen. Lassen sich entsprechende Episoden in der Vorgeschichte eruieren, ist eine Bipolare Störung zu diagnostizieren. Bei einer entsprechenden Disposition folgen einer kurzen, initial depressiven Phase meist im Zusammenhang mit Schlaflosigkeit und übermäßiger Belastung, hypomane bzw. manische Symptome, die in manchen Fällen in postpartale Psychosen münden. In der ICD-11 kann der Auftretenszeitpunkt einer postpartalen Bipolaren Störung wie bei der Depression spezifiziert werden. Handelt es sich um die erste depressive Episode einer Frau, ist letztlich erst im weiteren Störungsverlauf zweifelsfrei feststellbar, ob es sich um eine unipolare depressive oder eine bipolare Störung handelt. Entsprechend kann zunächst nur eine unipolare depressive Störung diagnostiziert werden. Interessant ist in diesem Zusammenhang, dass bei postpartal auftretenden Depressionen ein höheres Risiko für einen späteren bipolaren Verlauf besteht als bei antepartal auftretenden Depressionen.

1.6 Komorbidität

Die aktuelle Studienlage bezüglich komorbid zur PPD auftretender psychischer Störungen ist als nicht zufriedenstellend zu bewerten. Einerseits gibt es insgesamt vergleichsweise wenige Studien, die überhaupt die Komorbiditäten der PPD untersucht haben. Andererseits basieren die meisten dieser Studien auf Selbstberichten. Studien, die eine auf Fremdbeurteilungen basierende Diagnostik beinhalten, existieren hingegen kaum.

Angststörungen häufig Aus den bislang existierenden Studien lässt sich rückschließen, dass bei Frauen mit PPD insgesamt eine sehr hohe Komorbiditätsrate besteht. Besonders häufig finden sich komorbid Angst- und Zwangsstörungen. Schätzungsweise 4 bis 10 % der Frauen leiden in der Schwangerschaft unter beidem – Depression und Angststörung. In den ersten sechs Monaten nach der

Entbindung sind etwa 2 bis 4 % der Frauen komorbid von Depression und Angststörung betroffen (wobei die Rate bei Verwendung von Selbstberichtinstrumenten deutlich höher ist). Betrachtet man nur Frauen mit bereits diagnostizierter PPD, so zeigt sich, dass etwa die Hälfte dieser Frauen darüber hinaus eine Angst- oder Zwangsstörung aufweist. Dabei scheinen Zwangsstörungen die häufigste komorbide psychische Störung der PPD zu sein. Ein höheres Komorbiditätsrisiko ist beispielswiese assoziiert mit einer hohen Stressbelastung durch die Kinderbetreuung und einem allgemein hohen wahrgenommenen Stresslevel.

1.7 Diagnostische Verfahren und Dokumentationshilfen

Messinstrumente, die üblicherweise zur Erfassung depressiver Symptome herangezogen werden, wie zum Beispiel das Becks Depressions-Inventar (BDI) oder die Hamilton Depression Scale, weisen bei der Erfassung der PPD nur ungenügende Validität auf. Das ist vermutlich darauf zurückzuführen, dass diese Messinstrumente auch im Wochenbett übliche Veränderungen wie Appetit-, Schlaf- oder Gewichtsveränderungen erfassen.

EPDS

Im englischen Sprachraum hat sich daher die von Cox, Holden und Sagovsky (1987) entwickelte Edinburgh Postnatal Depression Scale (EPDS) etabliert, die auch in deutscher Fassung vorliegt (Bergant, Nguyen, Heim, Ulmer & Dapunt, 1998). Es handelt sich dabei um ein inzwischen vielfach verwendetes Selbstbeurteilungsinstrument, das die Stimmungslage der letzten sieben Tage zeitökonomisch erhebt (Bearbeitungsdauer: ca. fünf bis zehn Minuten). Dabei verzichtet sie auf die Erfassung von Appetit-, Schlaf- und Gewichtsveränderungen. Die zehn Items erheben neben Freude auch Selbstbeschuldigung, innere Unruhe, Angst, Gefühle der Überforderung, Schlafstörungen, Traurigkeit, Weinerlichkeit und Selbstgefährdung. Sie bieten jeweils vier Antwortmöglichkeiten, die mit Werten von 0 bis 3 kodiert werden, sodass der Summenscore Werte zwischen 0 und 30 annehmen kann. EPDS-Summenscores von mindestens 10 deuten auf das Vorliegen einer depressiven Verstimmung hin. Bei EPDS-Summenscores von mindestens 13 liegt mit hoher Wahrscheinlichkeit eine PPD vor (vgl. Deutschsprachige Version der Edinburgh Postnatal Depression Scale [EPDS] im Anhang, Seite 95f.).

Merke

Bei EPDS-Werten ≥ 13 sollte eine weiterführende klinische Diagnostik mit gängigen Diagnoseinstrumenten (z. B. SCID-5-CV) erfolgen. Für den Präpartalzeitraum ist die EPDS weniger gut evaluiert als für die Postpartalphase. Hier wird ein etwas höherer Cut-off-Wert von 14 bzw. 15 vorgeschlagen.

Da die PPD in vielen Fällen bereits in der Schwangerschaft beginnt, ist der Einsatz der EPDS bereits während der Schwangerschaft zur Identifikation von Risikopatientinnen vielversprechend. Die EPDS weist sowohl eine sehr gute Sensitivität als auch Spezifität auf und korreliert hoch mit anderen Depressionsmaßen wie dem Gesundheitsfragebogen (GHQ) und dem BDI. Sie ist nicht nur als Screening-Instrument, sondern auch zur Dokumentation des Therapieerfolgs zu empfehlen.

PHQ Obwohl der Patient Health Questionnaire (PHQ) mit neun bzw. zwei Items nicht spezifisch zur Erfassung der PPD entwickelt wurde, scheint auch er eine mäßige bis gute Sensitivität aufzuweisen. Dabei wird in der 9-Item-Version ein Cut-off-Wert von 10 und in der 2-Item-Version ein Cut-off-Wert von 3 oder 4 verwendet.

Whooley-Fragen Das Screening nach Whooley, Avins, Miranda und Browner (1997) besteht aus nur zwei Items (vgl. Kasten), mittels derer depressive Verstimmung erfasst wird. Sofern Patientinnen einer der beiden Fragen zustimmen, empfiehlt sich eine weiterführende klinische Diagnostik. Dieses Screening kostet kaum Zeit und ist daher auch in der primärärztlichen Versorgung sowie der gynäkologischen Praxis oder der Hebammenpraxis gut durchführbar. Angesichts der Tatsache, dass weniger als die Hälfte der Fälle von PPD in der klinischen Praxis diagnostiziert werden und diese darüber hinaus vielfach erst spät erkannt werden, ist das ein vielversprechender Ansatz, betroffene Frauen möglichst frühzeitig zu erkennen, um ihnen die benötigte Unterstützung zukommen zu lassen.

Merke

Stimmen Patientinnen einer der nachstehenden Whooley-Fragen zu, so erkennt dies eine Depression mit einer Sensitivität von 96 % und einer Spezifität von 57 %.

1. Fühlten Sie sich im letzten Monat häufiger niedergeschlagen, traurig, bedrückt oder hoffnungslos?
2. Hatten Sie im letzten Monat deutlich weniger Lust und Freude an Dingen, die Sie sonst gerne tun?

PBQ Da Bindungsstörungen bei etwa einem Drittel der Frauen mit PPD auftreten, empfiehlt es sich, mögliche Probleme in der Mutter-Kind-Beziehung diagnostisch zu erfassen. Als reliables Screening-Instrument hierfür hat sich der Postpartum Bonding Questionnaire (PBQ; Brockington et al., 2001) erwiesen, der auch in deutscher Fassung vorliegt und validiert wurde (Reck et al., 2006). Der Fragebogen umfasst 16 Items, die auf einer fünfstufigen Likertskala beurteilt werden. Die Items erfragen, wie häufig verschiedene Gefühle im Umgang mit dem Baby auftreten. Studien zeigen eine positive Korrelation zwischen erhöhten EPDS-Werten und erhöhten Werten im PBQ.

Beispielitems des Postpartum Bonding Questionnaire (vgl. Reck et al., 2006)

- Ich fühle mich meinem Baby nahe.
- Ich wünsche mir die Zeit zurück, als ich noch kein Baby hatte.
- Ich kuschle gern mit meinem Baby.
- Ich fühle mich als Mutter gefangen.
- Mein Baby macht mich ängstlich.

2 Störungstheorien und -modelle

Die Tatsache, dass ein Großteil der Frauen, die eine PPD entwickeln, auch zuvor bereits depressive Episoden durchlaufen hat, verdeutlicht, dass letztlich alle Störungstheorien und -modelle, die im Zusammenhang mit Depressionen, die unabhängig von Schwangerschaft und Wochenbett auftreten, diskutiert werden, auch auf die PPD Anwendung finden können (Hautzinger, 2023). Allerdings haben Studien gezeigt, dass es eine Subgruppe von Frauen zu geben scheint, die nicht grundsätzlich ein erhöhtes Depressionsrisiko aufweist, sondern lediglich spezifisch in Folge einer Geburt oder im Zusammenhang mit anderen Phasen starker hormoneller Veränderungen. Darüber hinaus wurde bereits deutlich, dass die Peripartalzeit mit einem deutlich erhöhten Risiko für psychopathologische Entwicklungen ganz allgemein assoziiert ist. Daher erscheint es sinnvoll, den Blick auf Faktoren zu richten, die spezifisch für die Entstehung der PPD relevant sind.

Multifaktorielles Entstehungsmodell

Aus heutiger Sicht können multifaktorielle Vulnerabilitäts-Stress-Modelle die Ätiologie der PPD am besten erklären. Diese gehen davon aus, dass Frauen bereits mit vorbestehenden physiologischen und psychologischen Vulnerabilitäten in die Schwangerschaft bzw. die Postpartumperiode eintreten, auf deren Boden die mit der Geburt und Postpartalzeit verbundenen Stressoren schließlich die Entwicklung einer depressiven Symptomatik begünstigen. In Übereinstimmung mit diesen Modellen zeigt sich, dass die Interaktion depressiver Vulnerabilitäten und belastender Lebensereignisse die Entstehung einer PPD und auch deren Symptomschwere prädiziert.

Die depressive Symptomatik selbst kann sich ihrerseits wiederum negativ auf verschiedene auslösende und aufrechterhaltende Faktoren auswirken. Beispielsweise ziehen sich Frauen mit PPD in vielen Fällen stark zurück, was die Qualität bestehender Beziehungen negativ beeinträchtigen kann. Auch an der

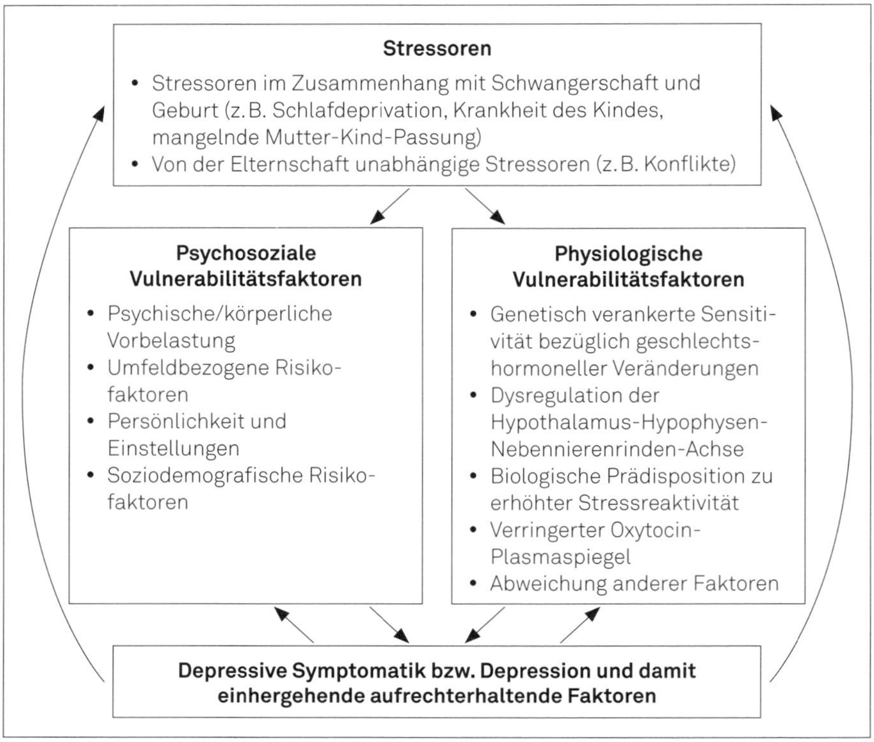

Abbildung 1: Vereinfachtes multifaktorielles Vulnerabilitäts-Stress-Modell der PPD

Vulnerabilität beteiligte Prozesse können durch die depressive Symptomatik verstärkt werden. So kommt es zu einer für Depressionen typischen Abwärtsspirale, in der sich die Symptomatik zunehmend verschlechtert. Abbildung 1 stellt diese Annahmen in vereinfachter Weise dar. Im Folgenden wird erläutert, was über die einzelnen im Modell enthaltenen Faktoren bis dato bekannt ist.

2.1 Psychosoziale Vulnerabilitätsfaktoren

Diejenigen psychosozialen Risikofaktoren für eine PPD, die in der Regel bereits vor der Schwangerschaft und Geburt des Kindes bestehen, lassen sich im Wesentlichen vier Bereichen zuordnen (vgl. auch Tabelle 4).

Ganz zentral erscheint zunächst die psychische Vorbelastung der Mutter. Wiederholt konnte gezeigt werden, dass insbesondere vorbestehende Depressionen, aber auch Angststörungen, das Risiko für eine PPD deutlich erhöhen.

Ein weiterer zentraler Faktor ist das Umfeld der Frau. So ist das Risiko einer PPD dann besonders erhöht, wenn die Qualität einer bestehenden Paarbe-

Tabelle 4: Psychosoziale Faktoren, die das Risiko einer PPD erhöhen

Psychosoziale Risikofaktoren

Risikofaktoren im Zusammenhang mit der physischen und psychischen Gesundheit der Mutter	• Frühere depressive Episoden, • prämenstruelle dysphorische Störung, • vorbestehende Angststörung, • Substanzmissbrauch, • allgemein psychische Störungen in der Vorgeschichte, • familiäre Belastung mit Depression, • chronische körperliche Erkrankung.
Umfeldbezogene Risikofaktoren	• Geringe soziale Unterstützung, • konfliktreiche Paarbeziehung, • (Vorgeschichte) häusliche(r) Gewalt, • Migration, • belastende/stressreiche Lebensereignisse (u. U. mit der Schwangerschaft assoziiert oder auch kindbezogen), • Missbrauchserfahrungen, • Probleme in der frühen Kindheit der Mutter, • allgemein gestörte Sozialbeziehungen, • ungünstige Wohnverhältnisse.
Risikofaktoren im Zusammenhang mit der Persönlichkeit und den Einstellungen der Mutter	• Neurotizismus, • Persönlichkeit mit hohem Selbstanspruch, • geringes Selbstwertgefühl, • unsicheres Bindungsmuster der Mutter, • negativer Attributionsstil, • negative Einstellung gegenüber der Schwangerschaft.
Soziodemografische Risikofaktoren	• Höheres Lebensalter der Mutter (bei Frauen mit Depression in der Vorgeschichte), • junges Lebensalter (bei Müttern ohne Depression in der Vorgeschichte), • Singlestatus.

ziehung schlecht und das Ausmaß an Unterstützung, das die Frau durch ihr Umfeld erfährt, gering ist. Dabei ist wahrscheinlich nicht das objektive Ausmaß der Unterstützung entscheidend, sondern vielmehr die Frage, ob ein „Mismatch“ zwischen der von einer Frau gewünschten und der tatsächlichen sozialen Unterstützung nach der Geburt des Kindes besteht. Darüber hinaus erhöhen belastende Erfahrungen über die Lebensspanne hinweg das Risiko für die Entstehung einer PPD.

Auch die Persönlichkeit und die Einstellungen einer Frau nehmen Einfluss auf die Entwicklung einer PPD. Beispielsweise wirken sich ein ausgeprägter Neurotizismus und ein negativer Attributionsstil ungünstig aus.

In den vergangenen Jahren hat sich gezeigt, dass soziodemografische Variablen wie etwa das Alter einer Frau weit weniger prädiktiv sind als noch vor einigen Jahren angenommen. Dennoch finden sich auch hier Assoziationen zur PPD.

2.2 Physiologische Vulnerabilitätsfaktoren

Gegenstand der wissenschaftlichen Diskussion um die pathophysiologischen Grundlagen der PPD sind seit einigen Jahren endokrine Faktoren. Sowohl eine Schwangerschaft als auch die Entbindung eines Kindes sind mit beträchtlichen hormonellen Veränderungen assoziiert. Insbesondere gonadale Steroide wie die Sexualhormone Progesteron und Östradiol unterliegen in der Peripartalphase starken Schwankungen. Während der Schwangerschaft nehmen beispielsweise sowohl der Östrogen- als auch der Progesteronspiegel deutlich zu und erreichen ihren Höhepunkt am Ende des letzten Schwangerschaftstrimenons. Mit der Entbindung und der Ausstoßung der Plazenta nehmen diese Hormonspiegel dann deutlich und rapide ab. Diese hormonellen Veränderungen erfordern innerhalb relativ kurzer Zeit eine große Anpassungsleistung seitens der Frau. Es mehren sich Hinweise, dass manchen Frauen eine erhöhte Sensitivität hinsichtlich derartiger hormoneller Veränderungen aufweisen, die in einer affektiven Dysregulation zum Ausdruck kommt. So legen mehrere Studien nahe, dass Frauen, die im Zusammenhang mit einer Schwangerschaft und dem Wochenbett affektive Symptome zeigen, auch in anderen Phasen geschlechtshormoneller Veränderungen anfälliger für Stimmungsveränderungen sind – etwa in der späten Lutealphase des Menstruationszyklus, der Peri-Menopause oder infolge des Abstillens. Dass es auch in diesen Phasen vermehrt zu einer Destabilisierung der Stimmung bis hin zu depressiven Verstimmungen oder Episoden kommen kann, ist weithin bekannt. So spricht man etwa vom prämenstruellen Syndrom, der prämenstruellen dysphorischen Störung (DSM-5) oder auch der (peri-)menopausalen Depression.

Geschlechtshormone

Man nimmt an, dass es sich bei diesen Syndromen um einen Subtyp der Depression handelt, die einen geteilten ätiopathologischen Faktor – nämlich die starke Fluktuation der Geschlechtshormone – aufweisen. Die Annahme eines solchen Subtyps wird durch den Befund gestützt, dass Frauen, die erstmalig im Zusammenhang mit einer Entbindung eine Depression entwickeln, zwar ein erhöhtes Risiko für weitere PPD haben, nicht aber für Depressionen, die nicht im Zusammenhang mit einer Entbindung stehen. Im Gegensatz dazu weisen Frauen mit einer PPD, die bereits in der Vorgeschichte depressive Episoden durchlaufen haben, auch ein höheres Risiko für Depressionen auf, die nicht im Zusammenhang mit dem Wochenbett stehen. Die differenzielle Vulnerabilität hinsichtlich geschlechtshormoneller Schwankungen ist genetisch verankert. Die genauen Mechanismen, über die Veränderungen der Progesteron- und Östrogenspiegel zur Entstehung depressiver Symptome beitragen, sind jedoch bis dato nicht ausreichend verstanden. Eine Möglichkeit besteht darin, dass dieser Zusammenhang durch Hormone oder Neurotransmitter mediiert wird, mit denen die Geschlechtshormone interagieren.

Serotonin und Dopamin

So nimmt beispielsweise Östrogen Einfluss sowohl auf die Serotoninrezeptoraktivität als auch auf die Serotoninexpression. Dass ein niedriger Serotoninspiegel im Zusammenhang mit Depressionen steht, ist lange bekannt. Auch der Serotoninplasmaspiegel von Frauen mit PPD ist im Vergleich zu dem von Kontrollprobandinnen reduziert. In ähnlicher Weise werden eine durch das Absinken des Östradiolspiegels bedingte Dysregulation dopaminerger Bahnen und eine Fluktuation des Neurosteroids Allopregnanolon – einem Metaboliten von Progesteron, der bekanntermaßen GABAerge Inhibition verstärkt – als Mediatoren zwischen Veränderungen der Sexualhormonspiegel und depressiven Symptomen diskutiert.

Merke

Veränderungen in den Sexualhormonspiegeln könnten über die Interaktion mit dem Serotonin- oder Dopaminsystem zur Entstehung der PPD beitragen.

Dysregulation der HHN-Achse

Ein weiterer neurobiologischer Erklärungsansatz bezieht sich auf die Dysregulation der Hypothalamus-Hypophysen-Nebennierenrinden-Achse (HHNA) und der damit assoziierten Hypersekretion von Cortisol. Die HHNA wird in stressreichen Situationen durch Impulse aus dem limbischen System aktiviert. Dieser Stimulation folgt die Freisetzung der Liberine (Releasing-Hormone) Corticotropin Releasing Hormon (CRH) und Arginin-Vasopressin (AVP) aus Neuronen des Hypothalamus. Im Hypophysenvorderlappen stimuliert insbesondere das CRH die Synthese und Freisetzung des Adrenocorticotropen Hormons (ACTH), welches wiederum über den Blutkreislauf zu den Nebennierenrinden gelangt, wo es die Synthese und Ausschüttung von Cortisol fördert. Gemeinsam mit dem autonomen Nervensystem initiiert Cortisol dann zahlreiche Prozesse, die dem Organismus schließlich eine adäquate Reaktion auf den Stressor ermöglichen. Das zentrale Nervensystem wird in Alarmbereitschaft versetzt und Energieressourcen zur Bekämpfung des Stressors werden bereitgestellt. Um den Organismus jedoch vor einer überschießenden Stressantwort zu schützen, die ebenfalls schädlich wäre, hemmt Cortisol seine eigene Synthese durch Feedbackhemmung vorgeschalteter Strukturen. Eine steigende Cortisol-Konzentration inhibiert also die CRH-Freisetzung im Hypothalamus und die ACTH-Freisetzung in der Hypophyse über negatives Feedback. Eine erhöhte CRH-Aktivität konnte in der Vergangenheit mit verschiedenen psychischen Störungen, darunter auch die Depression, assoziiert werden. Es wird angenommen, dass die negative Feedback-Schleife hier durch erhöhte Cortisol-Konzentration beeinträchtigt ist.

Über den Verlauf einer Schwangerschaft steigt der Spiegel des CRH exponentiell an, da es nun nicht mehr nur im Hypothalamus, sondern auch in der Plazenta und fetalen Membranen gebildet wird. Erstaunlicherweise stimuliert Cortisol die plazentale CRH-Bildung, anstatt sie wie im Falle der CRH-Bildung im Hypothalamus zu hemmen. Es wird vermutet, dass eine Dysregulation der HHNA, beispielsweise ein (stressinduzierter) Anstieg des Cortisolspiegels in der frühen Schwangerschaft, der zu einem übermäßigen Anstieg des CRH-Spiegels über die Schwangerschaft hinweg beiträgt, die Entstehung einer PPD begünstigt. Gestützt wird diese Annahme durch den Umstand, dass eine erhöhte CRH-Plasmakonzentration im zweiten Trimenon Symptome der PPD in den ersten Monaten nach einer Entbindung prädiziert. Eine übermäßige Beanspruchung der Stressantwort, im Sinne einer Dysregulation der HHNA, in der unter anderem das CRH eine zentrale Rolle spielt, könnte also zur Genese einer PPD beitragen.

Auch das bereits erwähnte AVP, das ebenfalls in Stressreaktionen involviert ist und darüber hinaus mit sozialem Bindungsverhalten und der zirkadianen Regulation des Schlaf-Wach-Zyklus in Verbindung steht, scheint mit der PPD assoziiert zu sein. Als möglicher mediierender Faktor für diesen Zusammenhang wird derzeit das Methylierungsmuster des Vassopressin-Gens diskutiert. Dieses Methylierungsmuster könnte ein epigenetischer Marker der biologischen Prädisposition zu einer verringerten Stresstoleranz bzw. erhöhten Stressreaktivität (z. B. im Sinne von Schlafstörungen) während der Peripartalphase sein.

Oxytocin

Als möglicher pathogener Faktor der PPD wird auch ein veränderter Oxytocinspiegel diskutiert. Oxytocin ist ein Hormon, das unter anderem beim Geburtsprozess, beim Stillen und beim mütterlichen Bindungsverhalten eine wichtige Rolle einnimmt. Es hat sich gezeigt, dass Mütter, die in der Interaktion mit ihrem Kind mehr liebevolles und stimulierendes Verhalten zeigen, eine höhere Oxytocin-Plasmakonzentration aufweisen als Mütter, die dies in geringerem Ausmaß tun. Der aktuellen Studienlage zufolge ist ein niedriger präpartaler Oxytocin-Plasmaspiegel mit erhöhter postpartal auftretender depressiver Symptomatik assoziiert.

Als weitere ätiologische Faktoren werden verschiedentlich auch immunologische und entzündliche Prozesse diskutiert, in deren Zusammenhang eine übermäßige proinflammatorische Reaktion relevant erscheint, aber auch Abweichungen von Fettsäuren, Veränderungen im Schilddrüsensystem, Auffälligkeiten neuronaler Strukturen und Prozesse sowie Genetik und Epigenetik. Allerdings sind die Forschungstätigkeiten in diesen Bereichen noch jung und nicht so weit gediehen, dass man daraus eindeutige Rückschlüsse ziehen könnte.

Merke

Es gibt zahlreiche Hinweise auf eine genetisch verankerte Hypersensitivität auf hormonelle Veränderungen einerseits sowie auf eine Dysregulation bzw. beeinträchtigte Anpassungsmechanismen des zentralen Nervensystems andererseits. Physiologische Vulnerabilitätsfaktoren interagieren wie psychosoziale Vulnerabilitätsfaktoren mit Umgebungsfaktoren, die ebenfalls Einfluss auf das Befinden einer Frau in der Postpartalzeit nehmen. Gleichermaßen beeinflussen Stressoren und positive Lebenserfahrungen über die Lebensspanne hinweg auch die biologische Vulnerabilität.

2.3 Stressoren

Neben den beschriebenen Vulnerabilitätsfaktoren, mit denen eine Frau in die Zeit der Schwangerschaft bzw. Postpartalzeit eintritt, nehmen verschiedene Stressoren Einfluss auf die Entstehung einer PPD (vgl. auch Tabelle 5). Während manche dieser Stressoren die allermeisten Mütter betreffen, treten andere Stressoren nur bei wenigen Frauen auf.

Tabelle 5: Stressoren, die die Entwicklung einer PPD begünstigen können

Schwangerschafts-bezogene Risikofaktoren	• Ungeplante oder ungewollte Schwangerschaft, • Ambivalenz gegenüber der Schwangerschaft, • Schwangerschaftsdiabetes, • Präeklampsie, • pränatale Krankenhausaufenthalte.
Geburtsbezogene Risikofaktoren	• Notkaiserschnitt oder vaginal-operative Entbindung, • vorzeitige Geburt, • geburtshilfebezogene Stressoren, • sonstige perinatale Komplikationen.
Kindbezogene Risikofaktoren	• Anspruchsvolles kindliches Temperament, • fehlende Passung zwischen Mutter und Kind, • gesundheitliche Beeinträchtigungen des Kindes.
Andere akute oder chronische Stressoren	• Arbeitsplatzverlust, • Wohnungsverlust, • soziale Konflikte, • Verlusterfahrungen, • neuauftretende Erkrankungen, • beengter Lebensraum, • unzureichende finanzielle Absicherung, • bestehende chronische Erkrankungen.

Stressoren der Schwangerschaft, Geburt, Elternschaft

Stressoren, mit denen sich viele Mütter konfrontiert sehen, sind Schlafdeprivation und eine gewisse Beeinträchtigung oder Unterbrechung eines bislang hohen Maßes an Selbstbestimmung, das dadurch bedingt ist, dass Kinder – insbesondere Neugeborene – sehr viel Aufmerksamkeit und Zuwendung seitens der Eltern einfordern. Auch bringt die Geburt eines Kindes in der Regel Rollenwechsel, Veränderungen in der Paarbeziehung sowie Veränderungen der beruflichen und finanziellen Situation mit sich. All dies erfordert eine große Anpassungsleistung seitens der Mütter.

Für manche Mütter wird der Übergang in die Elternschaft durch weitere Faktoren zusätzlich erschwert. Beispielsweise potenziert möglicherweise der Umstand einer ungeplanten oder auch ungewollten Schwangerschaft, der etwa 50 % der Frauen betrifft, die bereits aufgeführten Belastungen. Auch medizinische Komplikationen während der Schwangerschaft oder Geburt beanspruchen betroffene Frauen sowohl physisch als auch psychisch. Letztlich können auch Krankheiten des Kindes, ein anspruchsvolles kindliches Temperament (leichte Irritierbarkeit, häufiges Weinen) oder eine mangelnde Mutter-Kind-Passung Einfluss auf die psychische Gesundheit der Mutter nehmen.

Selbstverständlich können auch Belastungen und Stressoren auftreten, die gänzlich unabhängig von der Elternschaft oder zumindest nicht unmittelbar damit assoziiert sind. Beispielsweise können ein Arbeitsplatzverlust oder Verlusterfahrungen auftreten und die Entwicklung einer PPD begünstigen. Gleichermaßen können chronische Stressoren wie beengter Lebensraum, bereits bestehende Erkrankungen oder eingeschränkte finanzielle Ressourcen Einfluss auf die Entwicklung der PPD nehmen.

2.4 Aufrechterhaltende Faktoren

In vielen Fällen geht eine PPD mit massiven Schuld- und Schamgefühlen einher. Vermutlich ist dies teilweise auch dadurch mitbedingt, dass eine Depression infolge einer Geburt in unserer Gesellschaft trotz der hohen Prävalenzrate nach wie vor stark tabuisiert ist.

Rückzug, Verstärkerverlust, Verhaltensdefizite

Betroffene ziehen sich in der Folge oft aus familiären und freundschaftlichen Beziehungen zurück. Durch diesen Rückzug fallen soziale Verstärker weg, was die Symptomatik nicht nur aufrechterhalten, sondern überdies intensivieren kann.

Ähnlich verhält es sich mit der depressionstypischen Vernachlässigung angenehmer und selbstfürsorglicher Aktivitäten. Infolge des mit der Depression einhergehenden Energieverlustes und der Antriebslosigkeit vermeiden viele Betroffene diejenigen Aktivitäten, die ihnen eigentlich guttun und Freude bereiten. Dadurch empfinden sie kurzfristig oftmals eine Erleichterung. Langfristig jedoch erfahren sie dadurch einen Verstärkerverlust, der wiederum die depressive Symptomatik verschlechtern und aufrechterhalten kann.

Auch andere Verhaltensweisen, die betroffene Frauen entweder in verstärktem Ausmaß (z. B. Rückversicherungsverhalten, depressives Klagen) oder in reduziertem Ausmaß (z. B. Durchsetzungsverhalten, Umgang mit dem Kind) zeigen, können langfristig zur Aufrechterhaltung der depressiven Symptomatik beitragen (beispielsweise, weil sie sich negativ auf Sozialbeziehungen oder die Mutter-Kind-Bindung auswirken).

Ungünstige Informationsverarbeitung

Auch eine störungstypische selektive Aufmerksamkeit und ein selektives Gedächtnis können zur Aufrechterhaltung der Störung beitragen. Oft achten Frauen, die unter einer PPD leiden, selektiv auf negative Vorkommnisse in ihrem Alltag oder in ihrem Umgang mit dem Neugeborenen. Gleichermaßen bleiben ihnen negative Aspekte besser im Gedächtnis als schemainkongruente, positive Aspekte.

3 Diagnostik und Indikation

3.1 Erstgespräch, Fremdanamnese und Verhaltensbeobachtung

Neben der Informationsgewinnung besteht ein zentrales Ziel des Erstgesprächs darin, eine Gesprächsatmosphäre zu schaffen, die es der Patientin ermöglicht Vertrauen zu fassen und offen über die oft schambesetzte Symptomatik zu berichten. Ganz zentral hierfür ist es, zu vermitteln, dass die Therapeutin bzw. der Therapeut Verständnis für die Gefühle, Gedanken und Verhaltensweisen der Patientin hat. Die klinische Erfahrung zeigt außerdem, dass es viele Patientinnen bereits deutlich entlastet, zu erfahren, wie häufig depressive Symptome infolge einer Entbindung auftreten.

Verständnis, Entpathologisierung, Normalisierung

Mithilfe einer solchen Gesprächsführung empfiehlt es sich in einem ersten Schritt, die spontan berichtete Symptomatik der Patientin zu erheben. Dabei sollte das emotionale Erleben (z.B. Traurigkeit, Schuldgefühle) und Auffälligkeiten im Denken (z.B. Konzentrationseinbußen, Entscheidungsschwierigkeiten) genauso eruiert werden wie Veränderungen auf der Verhaltensebene (z.B. sozialer Rückzug) und körperbezogene Veränderungen (z.B. Schlafstörungen, psychosomatische Beschwerden).

Auf das Kind bezogene Symptome erfragen

Die klinische Erfahrung zeigt, dass betroffene Frauen auf das Kind bezogene Symptome aufgrund von Scham- und Schuldgefühlen nicht immer spontan berichten. Daher ist es ratsam, gezielt nach diesen Symptomen zu fragen. Insbesondere sollten die Gefühle gegenüber dem Kind (z.B. Ambivalenz, beeinträchtigte emotionale Bindung, negative Gefühle), Versagens- und Insuffizienzgefühle, aber auch auf das Kind bezogene Zwangsgedanken explizit thematisiert werden.

Darüber hinaus ist es zwingend notwendig auch eventuell bestehende Todeswünsche, Suizidgedanken und Suizidpläne zu erfragen. Bekannte Risikofaktoren für Suizidalität in der Postpartalzeit sind frühere Suizidversuche, ausgeprägte Hoffnungslosigkeit, Substanzmissbrauch sowie Gewalterfahrungen in der Partnerschaft.

Auch aggressive Gedanken und Impulse, möglicherweise auch Handlungen, die sich gegen das Neugeborene richten, müssen erfragt werden.

Erfassung des Funktionsniveaus

Ein weiteres Ziel des Erstgesprächs besteht darin, die Auswirkungen der bestehenden Symptomatik auf das Funktionsniveau der Betroffenen zu erfassen. Beispielsweise sollte eruiert werden, inwiefern sie in der Lage ist, ihre Selbstfürsorge, die Versorgung des Kindes, das Stillverhalten, haushaltsbezogene Tätigkeiten, die Teilnahme am sozialen Leben sowie gegebenenfalls die Arbeitsfähigkeit aufrechtzuerhalten.

Der klinische Eindruck ergänzt die Berichte seitens der Patientin und lässt (weitere) Rückschlüsse hinsichtlich möglicher Schwierigkeiten bezüglich der Selbstfürsorge (Körperhygiene, äußerer Eindruck), psychomotorischer Auffälligkeiten (Hemmung, Agitiertheit), Auffälligkeiten in der Konzentrationsfähigkeit, der Aufmerksamkeit und gegebenenfalls dem Gedächtnis, formaler Denkstörungen, Störungen der Affektivität sowie bezüglich der Krankheitseinsicht zu.

Exploration vorbestehender psychischer Störungen

Vorbestehende Psychopathologie sollte ebenfalls im Rahmen des Erstgesprächs exploriert werden. Dabei müssen insbesondere mögliche frühere (hypo-)manische Episoden Berücksichtigung finden, da bipolare Störungen peripartal bekanntermaßen eine hohe Rezidivrate aufweisen.

Weiterhin werden die Umstände von Schwangerschaft und Geburt im Erstgespräch eruiert. Neben der Frage, ob es sich bei der Schwangerschaft um eine geplante und/oder gewollte Schwangerschaft handelte, sollte thematisiert werden, wie Schwangerschaft und Geburt verlaufen sind, ob medizinische oder geburtshilfliche Eingriffe notwendig waren und wie die Mutter diese gegebenenfalls erlebt hat. Auch Informationen bezüglich des Gesundheitszustands des Kindes sowie des kindlichen Temperaments und sonstiger eventueller Besonderheiten des Kindes sollten eingeholt werden.

Bei der Erfassung der Lebensumstände der Patientin ist besonderes Augenmerk auf den Grad der Unterstützung zu legen, den sie bezüglich der Versorgung des Neugeborenen erfährt. Wie bereits erwähnt, ist dabei nicht zwingend das absolute Maß an sozialer Unterstützung relevant, sondern vielmehr die Frage, ob es eine Passung zwischen der von der Mutter gewünschten und der tatsächlich erfahrenen Unterstützung gibt. Auch die Qualität der Sozialbeziehungen der Patientin, insbesondere die einer möglicherweise bestehenden Paarbeziehung sollte erfragt werden. Weiterhin gilt es die aktuelle Wohnsituation, die finanzielle Situation und die Arbeitssituation der Patientin zu erfragen. Ist der Wohnraum ausreichend für die nun angewachsene Familie? Oder lebt die Familie in beengten, möglicherweise auch andersartig belastenden Wohnverhältnissen? Sind die Finanzen geordnet oder sind die finanziellen Mittel unzureichend? Auch das Vorliegen anderer aktuell bestehender akuter oder chronischer Stressoren sollte erfragt werden.

Ressourcen herausarbeiten

Ein weiterer Aspekt, der im Rahmen eines Erstgesprächs idealerweise erfasst wird, sind mögliche Ressourcen der Patientin. Darunter verstehen wir alles, was wir als für die Therapie hilfreich und wertvoll erachten. Grundsätzlich bringen alle Patientinnen Ressourcen mit. Diese können ganz verschiedener Art sein: Lebenserfahrung, finanzielle Sicherheit, soziale Fertigkeiten, Persönlichkeitseigenschaften, Motivation, Bildung, Werte und Ziele, Hobbys sowie – im Falle der PPD besonders wichtige – (potenzielle) Unterstützungsmöglichkeiten hinsichtlich der Kinderbetreuung.

Sollte es die Möglichkeit geben, auch fremdanamnestische Informationen einzuholen – zum Beispiel über den Partner bzw. die Partnerin der Betroffenen – so ist dies eine weitere wichtige Informationsquelle. Im Gespräch mit Bezugspersonen lassen sich Informationen bezüglich Art und Ausmaß bestehender Symptome sowie deren Auswirkungen auf das gesamtfamiliäre System meist vervollständigen. Darüber hinaus liefert ein Paargespräch oft schon erste Hinweise auf die Qualität der bestehenden Paarbeziehung.

Da mütterliche Depressivität die Wahrscheinlichkeit depressiver Symptome beim Vater erhöht, sollte in Paargesprächen verstärkt darauf geachtet werden, ob es Hinweise auf depressive Symptome beim Vater gibt. Bei gleichzeitigem Vorliegen einer maternalen und paternalen PPD ist mit deutlichen Auswirkungen auf die kindliche Entwicklung zu rechnen, weswegen frühzeitig eine entsprechende Behandlung beider Elternteile in die Wege geleitet werden sollte.

Merke

Bei Hinweisen auf eine väterliche Depression sollte dringend eine Behandlungsempfehlung ausgesprochen werden.

Beobachtung der Mutter-Kind-Interaktion

Auch eine Beobachtung der Mutter-Kind-Interaktion ist eine wichtige ergänzende Informationsquelle. Hier zeigen sich oft Schwierigkeiten und Auffälligkeiten im mütterlichen Verhalten wie ein eher passives und wenig responsives Verhalten. Nicht selten sind eine reduzierte Mimik, reduzierter Blickkontakt und das Ausbleiben von Ammensprache eindrücklich beobachtbar. Eine solche Verhaltensbeobachtung ermöglicht manches Mal auch Rückschlüsse auf Vermeidungs- und Sicherheitsverhalten seitens der Mutter (vgl. auch Karte „Kurzanleitung für die Exploration im Rahmen des Erstgesprächs" sowie Karte „Kurzanleitung für ein Paargespräch und die Beobachtung der Mutter-Kind-Interaktion" am Ende des Buches)

3.2 Strukturierte Diagnostik

Neben der freien Exploration der bestehenden Symptome und Schwierigkeiten, sollte stets eine strukturierte Eingangs-, Verlaufs- und Abschlussdiagnostik der PPD erfolgen.

Für die diagnostische Einordnung und die Differenzialdiagnostik empfiehlt sich die Durchführung eines strukturierten klinischen Interviews wie beispielsweise des Strukturierten Klinischen Interviews für DSM-5-Störungen (SCID-5-CV; Beesdo-Baum, Zaudig & Wittchen, 2019) oder des Diagnostischen Interviews bei psychischen Störungen (DIPS; Margraf, Cwik, von Brachel, Suppiger & Schneider, 2021). Zwar erfassen diese Interviews die

Störungskriterien gemäß DSM-5, ermöglichen jedoch die Ableitung von Diagnosen gemäß ICD. Neben der Depression ermöglichen sie zudem die Beurteilung einer Reihe weiterer psychischer Störungen (z.B. Angststörungen, Zwangsstörung), was für die Differenzialdiagnostik und die Erfassung von Komorbiditäten sehr hilfreich ist. Bei der Durchführung dieser Interviews zur Erfassung der PPD ist darauf zu achten, dass Veränderungen, die im Wochenbett üblich sind, in angemessener Weise klinisch beurteilt und anschließend kodiert werden müssen. Beispielsweise finden sich Gewichts-, Appetit- oder auch Schlafveränderungen bei nahezu allen Frauen im Postpartalzeitraum – ohne dass dies als Hinweis auf eine PPD zu werten wäre. Bevor derartige Veränderungen als klinisch relevant beurteilt werden und damit den diagnostischen Prozess beeinflussen, ist abzuwägen, inwiefern sie über das erwartbare Maß hinausgehen.

Merke

Erwartbare Veränderungen im Postpartalzeitraum müssen hinsichtlich ihrer klinischen Relevanz geprüft werden.

EPDS, PBQ

Der Schweregrad einer PPD kann grundsätzlich sowohl mittels Selbst- als auch mittels Fremdbeurteilungsinstrument erfasst werden. Wie in Kapitel 1.7 ausführlich dargestellt empfiehlt sich hier insbesondere der Einsatz der EPDS. Um den Erfolg der Therapie zu evaluieren und Veränderungen möglichst gut abzubilden, sollte die EPDS mindestens im Rahmen der Eingangs- und Abschlussdiagnostik verwendet werden. Darüber hinaus kann sie auch während der Therapie bei jedem Patientenkontakt ausgegeben werden, um den Verlauf der Therapie zu dokumentieren.

Zur Indikationsstellung einerseits aber auch zur Erfassung von Veränderungen der Mutter-Kind-Beziehung während der Therapie andererseits (Evaluation) empfiehlt sich außerdem der Einsatz des ebenfalls in Kapitel 1.7 beschriebenen PBQ zur Erfassung möglicher Bindungsprobleme.

Aufgrund des Babyblues, den viele Frauen nach einer Entbindung durchleben, ist das Timing der Diagnostik bei Verdacht auf eine PPD besonders wichtig. Wird die Diagnostik innerhalb der ersten beiden Wochen nach der Entbindung durchgeführt, kann selbst bei bestehenden depressiven Symptomen nicht sicher von einer PPD ausgegangen werden. Schließlich findet dieses Stimmungstief seinen Häufigkeitsgipfel um den dritten Tag nach der Geburt eines Kindes. Der ideale Zeitpunkt für die Diagnostik der PPD scheint die dritte Woche nach der Entbindung zu sein. Hier ist eine Konfundierung mit dem Babyblues sicher auszuschließen. Gleichzeitig zeigen viele Betroffene zu diesem Zeitpunkt bereits entsprechende Symptome.

Merke

Der ideale Zeitpunkt für die Diagnostik der PPD ist die dritte Woche postpartum.

3.3 Körperliche Untersuchung

Bestätigt sich der Verdacht auf eine PPD in der Diagnostik, sollte eine eingehende körperliche Untersuchung erfolgen. Im Rahmen dieser Untersuchung gilt es die Möglichkeit des Vorliegens somatischer Erkrankungen zu prüfen, die mit depressiven Symptomen verbunden sein können (z. B. Hypothyreose, endokrine Erkrankungen). Darüber hinaus sollte geprüft werden, ob die medikamentöse Behandlung einer körperlichen Erkrankung (z. B. mit Steroidhormonen oder Antihypertensiva) die depressive Symptomatik bedingen könnte. Beides erscheint zwar bei einem Erstauftritt depressiver Symptomatik kurz nach einer Entbindung nicht sehr wahrscheinlich, sollte aber dennoch sorgfältig geprüft werden. Auch das Vorliegen eines Eisenmangels aufgrund des Blutverlustes unter der Geburt könnte depressionsähnliche Symptome wie Müdigkeit, Lustlosigkeit und Appetitverlust erklären und sollte daher ausgeschlossen werden.

3.4 Vertiefte Exploration der begünstigenden, auslösenden und aufrechterhaltenden Faktoren

Eine gelungene Therapieplanung setzt eine genaue Analyse derjenigen Faktoren voraus, die die PPD im individuellen Fall begünstigt, ausgelöst und/oder aufrechterhalten haben bzw. dies noch immer tun. Einige Erkenntnisse über entsprechende Risikofaktoren wurden bereits im Rahmen des Erstgesprächs oder der strukturierten Diagnostik gewonnen (z. B. psychische Gesundheit der Mutter, aktuelle Lebensumstände, Belastungen im Zusammenhang mit Schwangerschaft und Geburt, Stressoren).

Die biografische Anamnese

Ein weiterer integraler Bestandteil der Diagnostik ist eine sorgfältige biografische Anamnese. Diese ermöglicht ein vertieftes Verständnis der Lerngeschichte der Patientin sowie der konkreten Lebensumstände, unter denen sich möglicherweise problemverschärfende motivationale Schemata entwickelt haben. Im Rahmen der biografischen Anamnese gewinnen wir unter anderem Informationen darüber, ob es Probleme in der Kindheit der Patientin gab, ob es Missbrauchserfahrungen oder Hinweise auf emotionale bzw. körperliche Vernachlässigung gibt, ob Sucht ein Thema in der Herkunftsfamilie war oder ob es Hinweise auf psychische Störungen der Eltern gibt. Die Geburt eines Kindes und der Umgang mit einem Neugeborenen kann derartige lebensgeschichtliche Erinnerungen oder Themen aktualisieren. War eine Frau in ihrer Kindheit beispielsweise selbst nicht von Bezugspersonen umgeben, die sich ihr liebevoll zugewandt haben, so kann das Wissen darum insbesondere in der Zeit, in der eine Frau durch ihr eigenes Neugeborenes deutlich vor Augen hat, wie liebes- und schutzbedürftig Kinder sind, negative Gefühle wie Schmerz und Trauer auslösen.

Merke

Die Geburt eines Kindes kann Probleme in der eigenen Kindheit aktualisieren. Eine solche Aktualisierung lebensgeschichtlicher Belastungen kann das Risiko einer PPD erhöhen.

Kind als posttraumatische Triggersituation

Erste Befunde einer eigenen Studie, in die 111 Mütter eingeschlossen wurden, die selbst früh in ihrem Leben traumatische Erfahrungen gemacht haben, zeigen, dass früh traumatisierte Mütter Situationen mit ihren eigenen Kindern manches Mal sogar als posttraumatische Trigger wahrnehmen (Wolkenstein, Semm, Reck & Ehring, in Vorb.). Je schwerer die Traumatisierung, desto häufiger ist dies der Fall. Beispielsweise können affektive oder schwierige Situationen mit dem eigenen Kind, Körperkontakt zum eigenen Kind aber auch bereits die Schwangerschaft und Geburt intrusives Wiedererleben früher traumatischer Situationen nach sich ziehen. Dass dies wiederum Einfluss auf die Mutter-Kind-Beziehung und das psychische Befinden bzw. die depressive Symptomatik der Mutter nehmen kann, ist hoch wahrscheinlich.

Die biografische Anamnese kann unter anderem mittels eines entsprechenden Fragebogens, einer genauen Exploration der prägenden Bezugspersonen oder auch Techniken wie der Erstellung einer Lebenslinie erfolgen. Oftmals liefert eine sorgfältige Biografiearbeit bereits Hinweise auf mögliche prädisponierende Grundüberzeugungen, dysfunktionale Einstellungen und Persönlichkeitseigenschaften.

Persönlichkeitsdiagnostik, Einstellungen

Ergänzend können hierfür Fragebögen wie etwa Persönlichkeitsfragebögen oder die Skala dysfunktionaler Einstellungen (DAS; Hautzinger, Joormann & Keller, 2005) eingesetzt werden.

Wichtige Informationen bezüglich des allgemeinen Belastungserlebens in der Elternschaft, kann beispielsweise das Eltern-Belastungs-Inventar (EBI; Tröster, 2010) liefern. Hiermit können zwei Hauptquellen elterlicher Belastung erfasst werden, nämlich zum einen Verhaltensweisen und Eigenschaften des Kindes, die mit besonderen Anforderungen auf Seiten der Eltern verbunden sind (z. B. Hyperaktivität, Anpassungsfähigkeit), sowie zum anderen Beeinträchtigungen elterlicher Funktionsbereiche, die sich möglicherweise negativ auf die Versorgung des Kindes auswirken können (z. B. soziale Isolation, Zweifel an der elterlichen Kompetenz, Partnerbeziehung, Gesundheit). Das Belastungsprofil, das sich aus dem EBI ergibt, erlaubt Rückschlüsse darüber, in welchen Bereichen die betroffene Mutter bzw. das Familiensystem Unterstützung benötigt.

Merke

Die Erhebung des mit der Elternschaft verbundenen Belastungserlebens kann wichtige Hinweise für die Therapieplanung liefern.

Belastungen und Konflikte in der Partnerschaft

Gibt es Hinweise auf bestehende Partnerschaftskonflikte kann eine entsprechende Beziehungsdiagnostik sinnvoll sein. Hierfür eignet sich etwa der Fragebogen zur Partnerschaftsdiagnostik (FPD; Hahlweg, 2016). Eine etwas umfassendere Alternative ist der EPF zur Erfassung der Einschätzung von Partnerschaft und Familie (Klann, Hahlweg, Limbird & Snyder, 2006). Dabei handelt es sich um ein multifaktorielles Instrument, das aus elf Skalen besteht, die unter anderem die Bereiche Unzufriedenheit mit den Kindern und Konflikte bei der Kindererziehung, Problemlösung, Aggression, Rollenorientierung, gemeinsame Freizeitgestaltung, oder sexuelle Unzufriedenheit erfassen.

Soziale Unterstützung

Neben der Partnerschaft erscheinen auch andere soziale Beziehungen für die psychische Gesundheit junger Mütter äußerst relevant. Die wahrgenommene soziale Unterstützung ist ein wesentlicher Prädiktor für die PPD. Mithilfe des Fragebogens zur sozialen Unterstützung (F-SozU; Fydrich, Sommer & Brähler, 2007) kann die durch eine Frau wahrgenommene bzw. antizipierte Unterstützung aus dem sozialen Umfeld gezielt erfasst werden. So kann nachvollzogen werden, ob eine Frau subjektiv der Überzeugung ist, im Bedarfsfall Unterstützung durch ihr soziales Umfeld zu bekommen oder auf Ressourcen des Umfelds zurückgreifen zu können. Anhand der Subskalen des Fragebogens ist eine differenzierte Betrachtung verschiedener Aspekte, wie zum Beispiel die emotionale Unterstützung, praktische Unterstützung, soziale Integration, Unterstützung aus dem sozialen Netzwerk oder Verfügbarkeit einer Vertrauensperson, möglich.

Für die Identifikation aufrechterhaltender Faktoren, ist es außerdem wichtig, nachzuvollziehen, welche Verhaltensdefizite und Verhaltensexzesse die Patientin zeigt. Unter Verhaltensdefiziten versteht man Verhaltensweisen, die nicht oder nur wenig gezeigt werden, die aber wünschenswert wären. Unter Verhaltensexzessen versteht man dagegen Verhaltensweisen, die eher häufig gezeigt werden, aber unerwünscht sind. In Tabelle 6 sind einige Beispiele für Verhaltensdefizite und Verhaltensexzesse aufgeführt, die im Rahmen einer PPD häufig auftreten.

Tabelle 6: Beispiele für Verhaltensdefizite und Verhaltensexzesse bei einer PPD

Verhaltensdefizite	Verhaltensexzesse
• Mangelnde Aufrechterhaltung der Sozialkontakte, • Vernachlässigung angenehmer Aktivitäten, • wenig Umgang mit dem Kind, • geringe Verantwortungsübernahme, • geringer Gefühlsausdruck, • fehlendes sozial kompetentes Verhalten (z. B. Durchsetzungsverhalten), • mangelhafte Entspannung.	• Passivität, • Selbstabwertung, • depressives Klagen, • Rückversicherungsverhalten, • Kontrollverhalten, • Übernahme zu vieler Aufgaben, • Weinen.

Tagebuch, Wochenplan

Ein hilfreiches Instrument zur Erfassung möglicher Verhaltensdefizite und -exzesse sind Tagebuchverfahren. Führen Patientinnen Tagebuch, so gewährt das einen möglichst realitätsnahen Einblick in gezeigtes Verhalten, aber auch Gefühle oder Gedanken – abhängig davon, was in dem Tagebuch festgehalten wird. Die wohl häufigste Form eines Tagebuchverfahrens, das bei Patientinnen mit PPD zum Einsatz kommt, sind klassische Tages- bzw. Wochenpläne. In diesen Plänen hält die Patientin fest, was sie an einzelnen Tagen getan hat und wie ihre Stimmung dabei war. Wir eruieren also zunächst den Ist-Zustand und erfahren, wie viele Aktivitäten eine Patientin am Tag umsetzt und ob diese eher mit angenehmen oder unangenehmen Gefühlen einhergehen. So werden Verhaltensdefizite und Verhaltensexzesse direkt sichtbar, was im weiteren Verlauf den Ausgangspunkt für die Formulierung geeigneter Therapieziele darstellen kann. Weiterhin steigert die bloße Selbstbeobachtung oftmals bereits die Motivation zur Verhaltensänderung, da die Patientin schnell erkennt, wie stark Verhalten und Stimmung miteinander zusammenhängen.

Bei Frauen mit PPD ist eine Anpassung herkömmlicher und in der Depressionsbehandlung üblicher Wochenpläne in Erwägung zu ziehen. So kann es sinnvoll sein, die Patientin zu bitten, nicht nur festzuhalten, was sie jeweils getan hat und wie ihre Stimmung dabei war, sondern überdies auch zu markieren, ob ihr Kind bei der jeweiligen Tätigkeit anwesend war oder nicht. Dies verschafft der Therapeutin bzw. dem Therapeuten einen Überblick darüber, wie viel Zeit die Mutter mit ihrem Neugeborenen verbringt, wie die Patientin die gemeinsame Zeit mit ihrem Kind gestaltet und in welcher Weise sich dies auf die Stimmung der Patientin auswirkt. Wir gewinnen also Einsichten über die Quantität und Qualität der Mutter-Kind-Zeiten.

Funktionale Verhaltensanalyse

Ausgehend von den Verhaltensdefiziten und -exzessen können funktionale Verhaltensanalysen erarbeitet werden (Ubben, 2017). Die Kernstücke hierbei sind die Variablen *Situation*, *Reaktion* und *Konsequenz*. Ausgehend von einer Situation, in der die Patientin entweder problematisches Verhalten gezeigt oder aber gewünschtes Verhalten nicht gezeigt hat, werden die Konsequenzen der Reaktion der Patientin nachvollzogen. Dabei kann die Situation unterteilt werden in *externale Situationscharakteristika* (Was sind die genauen äußeren Umstände, die das Verhalten auslösen?) und *internale Situationscharakteristika* (Was ist der internale Zustand der Patientin, bevor sie das problematische Verhalten zeigt? Das kann z. B. Stimmung, körperliches Befinden, Gedanken und Bedürfnisse beinhalten). Die Reaktionsvariable kann ausdifferenziert werden in die *emotionale*, *kognitive*, *physiologische* und *behaviorale* Komponente. Bei den Konsequenzen ist es wichtig, zwischen *kurzfristigen* und *langfristigen Konsequenzen* zu unterscheiden. Während durch das Problemverhalten kurzfristig meist positive Konsequenzen eintreten oder negative Konsequenzen ausbleiben bzw. wegfallen, ergeben sich mittel- und langfristig in der Regel negative Folgen oder Positives bleibt aus.

SORCK-Modell

In den noch etwas ausführlicheren SORCK-Modellen, die ebenfalls im Rahmen der Verhaltensanalyse zur Anwendung kommen können, werden über die bereits beschriebenen Variablen hinaus auch noch die Organismusvariable sowie die Kontingenzverhältnisse erfasst. Die Organismusvariable umfasst individuelle und überdauernde Prädispositionen wie Persönlichkeitseigenschaften, Einstellungen, Erfahrungen oder auch biologische Prozesse. Die Kontingenzvariable gibt an, wie häufig und regelmäßig die aufgeführten Konsequenzen auf das Verhalten folgen.

Mithilfe der funktionalen Verhaltensanalysen lässt sich nachvollziehen, welche (meist kurzfristigen) Konsequenzen das Problemverhalten der Patientin aufrechterhalten. Gleichzeitig wird deutlich, mit welchen Kosten – im Sinne (meist mittel- und langfristiger) negativer Konsequenzen – das Verhalten einhergeht (vgl. Tabelle 7).

Merke

Auf Basis der Erkenntnisse, die mittels funktionaler Verhaltensanalysen gewonnen werden, lässt sich ableiten, welche Verhaltensänderungen im Rahmen der Therapie angestrebt werden sollen. Das explizite Herausarbeiten der negativen Konsequenzen des eigenen Verhaltens trägt bei vielen Patientinnen zum Aufbau einer hohen Änderungsmotivation bei, die eine notwendige Voraussetzung für eine gelungene Therapie darstellt.

Tabelle 7: Beispiel für eine Verhaltensanalyse

Situation	Reaktion	Konsequenzen
External: Das Kind liegt in seinem Bett und fängt plötzlich an zu weinen. *Internal:* Ich bin total erschöpft. Ich bin traurig und verzweifelt angesichts meiner Situation.	*Emotional:* • Gefühl der Überforderung. • Angst, etwas falsch zu machen. • Ärger auf das Kind, weil es weint. *Kognitiv:* • Ich kann das nicht! • Warum weint es jetzt schon wieder? • Bei mir wird es nicht aufhören zu weinen. • Ich bin eine schlechte Mutter. • Das Kind mag mich sowieso nicht. Bei meinem Freund ist es viel zufriedener. *Physiologisch:* • Starke Anspannung. • Herzklopfen. *Behavioral:* • Ich rufe meinen Partner und bitte ihn, sich um das Kind zu kümmern.	*Kurzfristig:* • Erleichterung. • Gefühl der Entlastung. • Angst, das Kind nicht beruhigen zu können, lässt nach. *Langfristig:* • Angst, das Kind nicht richtig versorgen zu können, bleibt bestehen. • Überzeugung, eine schlechte Mutter zu sein, bleibt bestehen. • Ich kann nicht lernen, wie ich mit dem Kind umgehen sollte. • Mein Partner ist sauer, weil immer er sich kümmern muss.

Tabelle 8 gibt nochmals einen zusammenfassenden Überblick über die einzelnen Schritte des diagnostischen Prozesses.

Tabelle 8: Zusammenfassender Überblick über den diagnostischen Prozess

Erste Informationsgewinnung	Erstgespräch	• Art und Ausmaß spontan berichteter Symptomatik, • auf das Kind bezogene Symptome, • Selbst- und Fremdaggression, • Suizidalität, • Erfassung des Funktionsniveaus, • klinischer Eindruck, • vorbestehende psychische Störungen, insbesondere Bipolarität, • Umstände von Schwangerschaft und Geburt, • Besonderheiten des Neugeborenen, • allgemeine Lebensumstände, • Ressourcen.

Tabelle 8: Fortsetzung

	Fremdanamnese	• Art und Ausmaß bestehender Symptome, • Auswirkungen der Symptome auf Familiensystem, • Qualität der Paarbeziehung.
	Verhaltensbeobachtung	• Auffällige Verhaltensmuster der Betroffenen, • Schwierigkeiten in der Mutter-Kind-Beziehung, • Vermeidungs- und Sicherheitsverhalten.
Strukturierte Diagnostik	Kategoriale Diagnostik und Differenzialdiagnostik	• Strukturiertes klinisches Interview (z. B. SCID-5-CV, DIPS), • Diagnosechecklisten (z. B. IDCL), • Körperliche Untersuchung.
	Schweregraddiagnostik	• EPDS zur Erfassung der Schwere der PPD.
	Erfassung weiterer Probleme	• PBQ zur Erfassung von Bindungsproblemen.
Vertiefte Exploration begünstigender, auslösender und aufrechterhaltender Faktoren	Biografische Anamnese	• Lerngeschichte, • frühe Lebensumstände, • prädisponierende Grundüberzeugungen, • dysfunktionale Einstellungen, • Persönlichkeitseigenschaften.
	Flankierende Problembereiche	• Belastungserleben in der Elternschaft (z. B. EBI, EPF), • Partnerschaftskonflikte (z. B. FPD), • wahrgenommene soziale Unterstützung (z. B. F-SozU).
	Verhaltensdiagnostik	• Verhaltensdefizite und Verhaltensexzesse, • Quantität und Qualität der Mutter-Kind-Zeiten, • funktionale Verhaltensanalysen.

4 Behandlung

Bei der Behandlung der PPD sind die Kognitive Verhaltenstherapie (KVT) und die Interpersonelle Therapie (IPT) die Psychotherapieverfahren der Wahl. Beide Verfahren haben sich als wirksam erwiesen und werden in den entsprechenden Leitlinien empfohlen.

KVT und IPT bewährt

4.1 KVT zur Behandlung der PPD

Die Ziele der KVT zur Behandlung der PPD können vielfältig sein. Im Wesentlichen umfassen sie in der Regel die Verbesserung der Stimmung, die (Wieder-)Aufnahme angenehmer Aktivitäten, den Aufbau eines angemessenen Umgangs mit dem Kind (das beinhaltet den Aufbau quantitativ und qualitativ angemessener Mutter-Kind-Zeiten, Verantwortungsübernahme, Abbau von Rückversicherungs- und Kontrollverhalten) sowie den Aufbau positiv erlebter Sozialkontakte. In vielen Fällen erfordert dies auch den Aufbau sozialer Kompetenzen, die Steigerung der Entspannungsfähigkeit, den Aufbau von Selbstwert, die Verbesserung von Problembewältigungsstrategien sowie das Erlernen angemessener Emotionsregulationsstrategien.

Die Behandlung der PPD umfasst zunächst eine Eingangsphase, in der neben dem Beziehungsaufbau eine ausführliche Diagnostik der PPD, möglicher komorbider Störungen sowie damit einhergehender Probleme (wie z.B. Bindungsprobleme) im Vordergrund steht (vgl. Kapitel 3). Basierend auf einer individuellen Fallkonzeption werden dann individuelle Therapieziele erarbeitet und im zweiten Abschnitt der Behandlung entsprechende therapeutische Interventionen zur Erreichung dieser Therapieziele durchgeführt. Schließlich erfolgt in der Endphase der Behandlung eine Rückfallprophylaxe und Notfallplanung.

4.1.1 Aufbau einer tragfähigen therapeutischen Beziehung

Die therapeutische Beziehung ist bekanntermaßen ein wichtiger unspezifischer Wirkfaktor der Psychotherapie. Dabei gibt es zwei Wirkungswege, über die die therapeutische Beziehung zum Tragen kommt. Zum einen handelt es sich bei der therapeutischen Beziehung um eine Arbeitsbeziehung, auf deren Boden Therapieziele formuliert werden und therapeutische Methoden zur Anwendung kommen. Nur wenn diese Arbeitsbeziehung tragfähig ist und Patientinnen positive Erfahrungen in dieser Beziehung machen, kann eine Motivation zur Problembearbeitung aufgebaut und folglich psychotherapeutische Interventionen erfolgreich implementiert werden. Zum anderen handelt es sich bei der therapeutischen Beziehung jedoch auch um eine affektive Beziehung, die ein eigenständiger Wirkfaktor – unabhängig von spezifischen Interventionen – ist, indem sie zum Beispiel korrigierende Beziehungserfahrungen ermöglicht.

Zunächst erscheint es, insbesondere vor dem Hintergrund der massiven Schuld- und Schamgefühle, die viele Patientinnen mit einer PPD aufgrund ihrer Symptomatik haben, besonders wichtig, einen Rahmen zu schaffen, in dem sich die Patientin angenommen und verstanden fühlt. Es muss ein Raum geschaffen werden, in dem die Patientin zu keinem Zeitpunkt befürchten muss, aufgrund ihres aktuellen Empfindens und Erlebens negativ bewertet zu werden.

Normalisierende Äußerungen

Es ist daher von besonderer Bedeutung, die Symptomatik, unter der die Patientin leidet, von Anfang an zu normalisieren – d. h. zu transportieren, dass das, was die Patientin erlebt, nicht ungewöhnlich, sondern im Rahmen der PPD üblich, nachvollziehbar und erklärbar ist. Zu erkennen, dass sie kein Einzelfall sind und die bestehende Symptomatik keineswegs ein Hinweis darauf, dass sie eine schlechte Mutter oder gar ein schlechter Mensch sind, entlastet viele Betroffene deutlich. Dabei ist es wichtig, die bestehenden Probleme nicht zu bagatellisieren, einer katastrophisierenden Bewertung der Symptomatik jedoch entgegenzuwirken. Folgende Aussage könnte beispielsweise helfen, um das Erleben einer Patientin mit PPD zu normalisieren:

> Ich kann mir gut vorstellen, dass es sehr belastend für Sie ist, nun – nach der Geburt Ihres Kindes – nicht die Gefühle zu haben, die Sie vermutlich erwartet haben. Anstatt des erwarteten großen Glücks empfinden Sie momentan starke Traurigkeit und haben manchmal auch negative Gefühle gegenüber ihrem Kind. Allerdings ist es nicht ungewöhnlich solche Empfindungen nach der Geburt eines Kindes zu haben. Tatsächlich geht es etwa jeder zehnten Mutter nach der Geburt eines Kindes ähnlich wie Ihnen im Moment. Das bedeutet keineswegs, dass Sie eine schlechte Mutter sind. Das ist Teil der Symptomatik einer PPD und ist aller Erfahrung nach gut behandelbar.

Bedürfnis- und motivorientierte Beziehungsgestaltung

Zu empfehlen ist außerdem eine bedürfnis- und motivorientierte Beziehungsgestaltung, wie es die Arbeiten von Klaus Grawe nahelegen. Dafür ist es notwendig, sich der wichtigsten motivationalen Ziele der Patientin bewusst zu sein. Im Rahmen der Konsistenztheorie erklärt Grawe menschliches Funktionieren vor dem Hintergrund der vier Grundbedürfnisse. Menschliches Verhalten ist darauf ausgerichtet diese grundlegenden Bedürfnisse zu befriedigen und sie vor Bedrohung, Verletzung oder Frustration zu schützen.

Die vier Grundbedürfnisse nach Grawe

- Bedürfnis nach Bindung,
- Bedürfnis nach Selbstwerterhöhung,
- Bedürfnis nach Orientierung und Kontrolle,
- Bedürfnis nach Lustgewinn und Unlustvermeidung.

Unter dem Einfluss ihrer konkreten Lebensumstände entwickeln Menschen ganz individuelle der Befriedigung dienende Annäherungsziele (z. B. Leistung, Autonomie) und dem Schutz dienende Vermeidungsziele (z. B. Alleinsein, Kritik, Abhängigkeit) sowie Mittel zur Realisierung dieser Ziele – die motivationalen Schemata. Therapeut:innen haben – basierend auf dem Wissen, das sie in der Eingangsphase über die Patientin gewonnen haben (z. B. über Biografiearbeit, aber auch durch interaktionelles Verhalten im therapeutischen Setting) – die Möglichkeit, der Patientin bedürfnisbefriedigende Erfahrungen zu ermöglichen, was zur Stärkung der Beziehung beiträgt.

Merke

Bedürfnisbefriedigende Erfahrungen werden ermöglicht, indem man die Patientin darin unterstützt, Annäherungsziele umzusetzen und Vermeidungsziele nur so weit wie nötig zu aktivieren.

Kommt bei einer Patientin beispielsweise ein starkes Bedürfnis nach Kontrolle zum Ausdruck, sollten Therapeut:innen auf ein hohes Maß an Transparenz achten und der Patientin viel Entscheidungsspielraum hinsichtlich des therapeutischen Vorgehens lassen. Eine so gestaltete Therapiebeziehung ermöglicht bedürfnisbefriedigende Erfahrungen, was die Motivation der Patientin fördert und eine optimale Grundlage für erfolgreiche Lern- und Veränderungserfahrungen darstellt.

4.1.2 Psychoedukation und Erarbeitung eines individuellen Erklärungsmodells

Am Anfang einer KVT sollte stets eine Psychoedukation stehen. Diese sollte mindestens Informationen zu folgenden Themen vermitteln: Symptombild und Häufigkeit der PPD, Verlauf, Auswirkungen auf das Kind, mögliche Ursachen sowie die Bedeutung von Psychotherapie, Psychopharmaka und anderen Maßnahmen.

In der Psychoedukation ist es ratsam, möglicherweise vorbestehendes Wissen der Patientin zu er- und auch zu hinterfragen. So wird Missverständnissen vorgebeugt und eine gemeinsame Wissensbasis geschaffen.

Individuelles Erklärungsmodell erarbeiten

Im nächsten Schritt erfolgt die Erarbeitung eines individuellen Erklärungsmodells. Dabei ist es empfehlenswert, zunächst das Erklärungsmodell der Patientin zu erfragen und in einem ersten Schritt diejenigen Faktoren in das Störungsmodell aufzunehmen, die die Patientin selbst bereits als relevante Faktoren erkennt. Die ersten Ideen der Patientin werden notiert und das so entstehende grobe Modell im gemeinsamen Gespräch sukzessive erweitert. Im Rahmen der diagnostischen Phase sind zu diesem Zeitpunkt bereits individuelle auslösende und aufrechterhaltende Faktoren identifiziert worden, die über den Verlauf des Gesprächs eingebracht und in das Modell integriert werden können. Ein Beispiel für ein gemeinsam erarbeitetes Erklärungsmodell findet sich in Abbildung 2.

Stressoren

- Mehrere Probleme in der Schwangerschaft (starke Übelkeit, Gestationsdiabetes → Ernährungseinschränkung → negative Gedanken gegenüber dem Kind)
- Eltern haben Schwangerschaft nicht unterstützt
- Grenzüberschreitendes Verhalten der Schwiegermutter
- Abwertung durch die Schwiegermutter („Du bist keine geborene Mutter")
- Gefühl, das Kind allein versorgen zu müssen → wenig Unterstützung → vor Geburt so vereinbart
- Finanziell begrenzt

↓

Auffälligkeiten (Warum reagiere gerade ich so?)

- Vorhergehende depressive Episode (Genetik, physiologische Faktoren?)
- Mangelnde Unterstützung
- Hoher Anspruch an sich selbst, Perfektionismus
- Geringes Selbstwertgefühl
- Anspruchsvolle Eltern → starke Leistungsorientierung, Gefühl unzureichend zu sein („erfolgreicherer" Bruder)
- Überhöhter Anspruch („Als Mutter muss ich das alles allein schaffen")
- Schwierigkeiten, eigene Bedürfnisse zu formulieren

↓ ↑

Depressive Symptomatik

- Traurigkeit, Weinen, Interessens- und Freudlosigkeit, Antriebslosigkeit, Einschlafprobleme, Versagens- und Insuffizienzgefühle, Gefühle der Wertlosigkeit, Lebensüberdrussgedanken, negative Gedanken gegenüber dem Kind

Aufrechterhaltende Faktoren

- Sozialer Rückzug (Eltern, Freundinnen nicht eingeweiht), starke Passivität, wenn möglich, Vermeidung des Umgangs mit dem Kind → unsicheres Verhalten im Umgang

Abwärtsspirale

Abbildung 2: Beispiel für ein im Therapiegespräch gemeinsam entwickeltes individuelles Störungsmodell

Therapieziele, Therapieplanung

Im Anschluss an die Erarbeitung des individuellen Störungsmodells bietet es sich an, gemeinsam mit der Patientin zu prüfen, wo an diesem Modell verschiedene therapeutische Maßnahmen ansetzen können. Mögliche Ansatzpunkte der Psychotherapie, Soziotherapie und Pharmakotherapie können dann entsprechend markiert werden. In der Folge empfiehlt sich eine erneute Reflexion der bereits formulierten Therapieziele. Gegebenenfalls können diese nun erweitert oder auch modifiziert werden.

4.1.3 Aktivitätenaufbau

Wie bei depressiven Episoden, die unabhängig vom Wochenbett auftreten, sind verhaltensaktivierende Maßnahmen auch bei der Behandlung der PPD vielversprechend und erfolgreich. Die Verhaltensaktivierung stellt in der Behandlung der (postpartalen) Depression oftmals nicht nur den ersten, sondern auch einen der wichtigsten Behandlungsschritte dar.

Den Ausgangspunkt für verhaltensaktivierende Maßnahmen bilden stets Wochenprotokolle, die den Status quo hinsichtlich Art und Ausmaß der Aktivität einer Patientin abbilden.

Wochenprotokolle zur Verhaltensaktivierung

Es bietet sich an, die Patientin bereits innerhalb der diagnostischen Phase zu bitten, entsprechende Wochenpläne zu führen (vgl. Kapitel 3.4). Dabei notiert die Patientin zunächst nur, was sie an einzelnen Tagen getan hat, markiert, ob ihr Kind bei der entsprechenden Tätigkeit bzw. dem Ereignis anwesend war und wie ihre Stimmung dabei war. So werden antidepressive und depressionsfördernde Tätigkeiten bzw. Ereignisse identifizierbar. Darüber hinaus werden Verhaltensdefizite und Verhaltensexzesse sichtbar, die für die weitere Behandlungsplanung relevant sind.

Gemeinsam mit der Patientin werden diese den Ist-Zustand reflektierenden Wochenpläne analysiert. Leitfragen für eine entsprechende Analyse finden sich im Anhang auf Seite 97. Diese Analyse verdeutlicht der Patientin in aller Regel sehr anschaulich den Zusammenhang zwischen ihrem eigenen Verhalten und ihrer Stimmung. Darüber hinaus ist auch zu erkennen, mit welcher Stimmung Aktivitäten und Ereignisse, die gemeinsam mit dem Kind durchgeführt bzw. erlebt werden, assoziiert sind. Es können nun Verhaltensmuster identifiziert werden, die einer Stimmungsverschlechterung vorausgehen oder auch mit einer Stimmungsverbesserung einhergehen.

Zusammenhang von Verhalten und Befinden

Im nächsten Behandlungsschritt werden – basierend auf dem so gewonnenen Wissen – kleine Verhaltensänderungen vereinbart und deren Einfluss auf die Stimmung protokolliert. Das Ziel dieses Behandlungsschritts besteht darin, die Menge angenehmer Aktivitäten zu steigern und gleichzeitig die Menge aversiver bzw. depressionsfördernder Aktivitäten zu reduzieren. Für diesen Aktivitätsaufbau ist eine ausreichend hohe Motivation von zentraler Bedeutung. Dafür ist es wichtig, dass die Patientin den reziproken Zusammenhang zwischen dem eigenen Handeln und den Gefühlen nachvollziehen kann. Wie bereits beschrieben dienen unter anderem die Wochenpläne der Verdeutlichung dieses Zusammenhangs.

Depressionsspirale

Darüber hinaus wird der Patientin im Rahmen der Psychoedukation die klassische Depressionsspirale erläutert. Im Idealfall wird diese über geleitetes Entdecken und anhand des individuellen Störungsverlaufs der Patientin vermittelt (vgl. Abbildung 3). Die Geburt des Kindes und die in den darauffolgenden Wochen beginnende Symptomatik können dabei als Ausgangspunkt

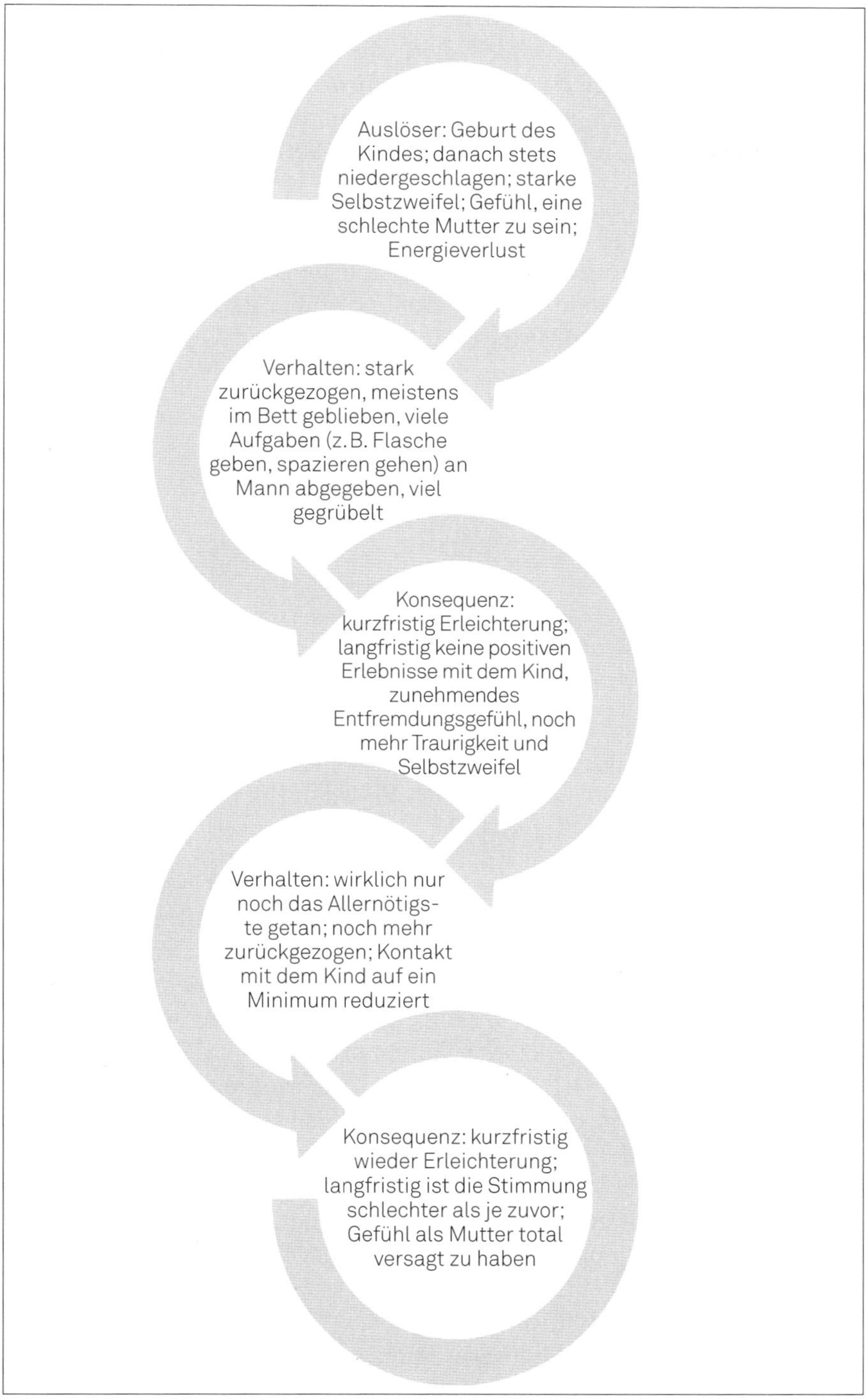

Abbildung 3: Der Zusammenhang zwischen Fühlen und Handeln – die Abwärtsspirale der Depression

dienen. Sobald die Patientin die Depressionsspirale für sich nachvollziehen kann, soll sie dazu motiviert werden, diese Abwärtsspirale umzukehren. Meist können Patientinnen sehr gut nachvollziehen, dass es leichter ist, das Verhalten zu verändern als die Stimmung, weswegen die Umkehr der Spirale im Rahmen der Therapie mit der Veränderung des Verhaltens beginnt.

Bei der Planung der Verhaltensänderungen gibt es verschiedene Möglichkeiten: Eine Möglichkeit besteht darin, wie in klassischen KVT-Ansätzen der Depression sukzessive positive Aktivitäten aufzubauen (Hautzinger, 2021). Eine andere Möglichkeit besteht darin, Betroffene primär darin zu unterstützen, wieder aktive Schritte in Richtung ihrer Lebensziele und -werte zu unternehmen. Letzteres bezeichnet man auch als werteorientierte Verhaltensaktivierung.

Merke

Während man beim klassischen Aufbau positiver Aktivitäten gezielt Aktivitäten aufbaut, die unmittelbar als angenehm erlebt werden, liegt der Fokus bei einer werteorientierten Verhaltensaktivierung nicht primär auf dem Aufbau unmittelbar als positiv empfundener Aktivitäten, sondern auf dem Aufbau von Aktivitäten, die entweder langfristiges Verstärkungspotenzial haben oder die Person langfristig mit Verstärkern in Kontakt bringen können.

Beide Möglichkeiten des Verhaltensaufbaus sollen im Folgenden dargestellt werden. Welchen Weg man wählt, sollte für jeden Fall individuell entschieden werden.

Werteorientierter Verhaltensaufbau

Strebt man einen werteorientierten Verhaltensaufbau an, ist es an dieser Stelle wichtig, der Patientin zu vermitteln, dass die Stimmung im Allgemeinen dann besser ist, wenn man möglichst viele Aktivitäten durchführt, die mit den eigenen Werten und Lebenszielen in Einklang sind. Dies wiederum steigert auch den Antrieb. In der Folge wird es zunehmend leichter, entsprechende Aktivitäten durchzuführen. In ihrem Verhalten lassen sich viele Menschen jedoch eher von kurz- als von langfristigen Konsequenzen leiten. Dies wird auch in der beispielhaft dargestellten Depressionsspirale deutlich. Weil ein Rückzug und die Vermeidung wichtiger Aufgaben kurzfristig mit Erleichterung einhergehen, tendiert die Patientin dazu, sich zurückzuziehen und die Versorgung des Kindes ihrem Partner bzw. ihrer Partnerin zu überlassen, obwohl sich beides langfristig problemverschärfend auswirkt. Mittels funktionaler Verhaltensanalysen zu einzelnen konkreten Verhaltensweisen der Patientin kann dieser Aspekt vertieft werden. Mit ihrer Hilfe lassen sich typische Zusammenhänge zwischen Auslösern, Verhaltensweisen und (emotionalen) Konsequenzen finden, die besonders in Ansätzen der *Behavioral Activation* betont werden (z. B. Hofheinz, Heidenreich & Michalak, 2017). So wird für die Patientin deutlich, dass es gute Gründe für das spontan gezeigte Verhalten gibt (nämlich das kurzfristige Eintreten positiver Konsequenzen bzw. der kurzfristige Wegfall negativer Konsequenzen), das Verhalten jedoch mittel- und langfristig zur Aufrechterhaltung der PPD beiträgt.

Vermeidungsverhalten identifizieren

Das Augenmerk wird hier gezielt auf die Identifikation von Vermeidungsverhalten gerichtet, das die depressive Stimmung aufrechterhält oder wichtige Werte und Lebensziele (wie beispielsweise eine gute Bindung zum eigenen Kind) blockiert.

Um – insbesondere zu Beginn der Behandlung – ausreichend Motivation aufzubringen, den Anteil an werteorientierten Aktivitäten zu erhöhen, ist es von zentraler Bedeutung, dass sich die Patientin der langfristig positiven Konsequenzen des Aktivitätenaufbaus bewusst ist. Hierfür empfiehlt es sich – wie in neueren Ansätzen der Behavioral Activation dargestellt – zunächst den Begriff der Werte einzuführen:

> Unter Werten versteht man ganz individuelle, positive Vorstellungen davon, wer man sein möchte, wie man leben möchte und was einem im eigenen Leben wirklich wichtig ist. Werte können uns Menschen im Leben – ähnlich wie ein Kompass – immer wieder Orientierung geben. Ein erfülltes Leben führen wir dann, wenn wir im Einklang mit unseren Werten leben – wenn unser Verhalten also darauf ausgerichtet ist, diesen Werten möglichst nahe zu kommen und wir ihnen in unserem Alltag Raum geben. Insbesondere Frauen, die gerade ein Kind geboren haben, müssen sich bezüglich ihrer Werte oftmals neu orientieren.

Es gibt verschiedene Möglichkeiten, sich mit den eigenen Werten auseinanderzusetzen. Eine Möglichkeit besteht zum Beispiel darin, einen Wertefragebogen zu verwenden, wie etwa von Ciarrochi und Bailey (2009) in der Akzeptanz- und Commitmenttherapie vorgeschlagen. Aber auch Fragen wie die folgenden können dabei helfen, sich der eigenen Werte bewusst zu werden.

Fragen, mit deren Hilfe Werte identifiziert werden können

- Stellen Sie sich vor, Sie feiern Ihren 90. Geburtstag. Sie blicken auf ein erfülltes, glückliches, sattes Leben zurück. Nun hält einer Ihrer Gäste eine Rede darüber, was Sie für ein Mensch sind, welche Rolle Sie im Leben anderer gespielt haben und was die zentralen Säulen in Ihrem Leben waren und sind. Was würde dieser Geburtstagsgast in einer idealen Welt sagen?
- Was möchten Sie Ihren Kindern vorleben? Was ist Ihnen dabei das Wichtigste?

Nachdem die Werte erarbeitet wurden, wird für alle Werte, die für die Patientin von hoher Bedeutung sind, geprüft, inwiefern sie in den letzten Wochen Aktivitäten durchgeführt hat, die sie mit diesen Werten in Verbindung bringen. Erfahrungsgemäß zeigt sich hierbei, dass entsprechende Aktivitäten kaum oder gar nicht durchgeführt wurden.

Aktivitäten sollten Werten entsprechen

Folglich werden anschließend Aktivitäten gesammelt, die die Patientin ihren Werten näherbringen können. Ist beispielsweise eine liebevolle Paarbeziehung ein wichtiger Wert für die Patientin, werden Aktivitäten gesammelt, die diesem Wert entsprechen. Beispiele dafür könnten sein: „Ein Abendessen zu zweit", „Meinem Mann Komplimente machen". Ist es der Patientin hingegen ein wichtiger Wert, für ihr Kind da zu sein, wenn es sie braucht, werden Aktivitäten aufgeschrieben, die sie diesem Wert näherbringen können, wie etwa „Das Baby auf den Arm nehmen und tragen, wenn es weint".

Wie bereits erwähnt, müssen sich nicht alle so aufgebauten Aktivitäten unmittelbar positiv anfühlen. Vielmehr werden Aktivitäten aufgebaut, die langfristig zu einem sinnerfüllten Leben führen.

Mit dem Thema der eigenen Werte eng verknüpft ist das Thema der Rollenbilder. Vor allem die Geburt des ersten Kindes ist mit einem umfassenden Rollenwechsel – und in vielen Fällen auch mit Rollenverlusten – verbunden. Die eigenen Rollenerwartungen, aber auch die Erwartungen des Umfeldes wirken auf die Frauen ein. Deswegen ist es insbesondere im Übergang zur Mutterschaft wichtig, sich der eigenen Rollen bewusst zu werden und so wieder eine Orientierung zu finden.

Eine alternative oder auch ergänzende Herangehensweise zur Wertearbeit besteht deswegen darin, sich gemeinsam mit der Patientin einen Überblick über ihre Rollen und die in ihren Augen damit verbundenen Aufgaben zu verschaffen.

Beispielhafte Sammlung der verschiedenen Rollen und Aufgaben einer Patientin

- *Mutter sein:* Aufmerksamkeit auf die Bedürfnisse des Kindes richten, Zeit mit dem Kind verbringen, das Kind zu einem guten Menschen erziehen, mitfühlend und verlässlich sein, liebevoll zuwenden, eine gute Entwicklung ermöglichen.
- *Partnerin sein:* Ein Ohr für den Partner haben, Zeit zu zweit, erfüllte Sexualität leben, attraktive Frau bleiben, den Partner unterstützen.
- *Berufstätigkeit:* Schnell wieder in den Job zurückkehren, leistungsfähig und erfolgreich sein, belastbar sein, Konzentration, guter Kontakt zu Kolleg:innen, zuverlässig da sein, Karriere machen.
- *Haushaltsführung:* Einkaufen, gesund kochen, Wäsche machen, aufräumen, putzen, für Wohlfühlatmosphäre sorgen, für Sicherheit des Kindes im Haus sorgen.

- *Familienorganisation:* Kontakt zu Freunden pflegen, Termine koordinieren, Anschluss für das Kind und mich finden (Spielgruppe, Musikgarten etc.), Geburtstage und Feiertage im Blick haben und vorbereiten.
- *Tochter sein:* Kontakt zu Eltern pflegen, Kontakt zwischen Eltern und Kind ermöglichen, Erwartungen der Eltern nicht enttäuschen (z. B. Beruf nicht aufgeben, da die Eltern mir meine Ausbildung ermöglicht haben).
- *Schwiegertochter sein:* Kontakt zu Schwiegereltern pflegen, Kontakt zwischen Schwiegereltern und Kind ermöglichen.
- *Soziales Engagement:* Gegebenenfalls Ehrenamt ausführen, Aufgaben im Kindergarten (z. B. Elternbeirat) übernehmen.
- *Frau sein:* Mich auch allein mit Freund:innen treffen, Hobbys nachgehen, kulturelle Bildung, politisch informiert sein.

Rollenwechsel, Rollenbilder

Anhand eines Kreisdiagramms kann grafisch dargestellt werden, wieviel Zeit die einzelnen Rollen momentan im Leben der Patientin einnehmen. Dabei wird deutlich, dass nicht alle Rollen mit der Vielzahl an dazugehörenden Aufgaben zu gleichen Teilen ausgefüllt werden können. Darüber hinaus wird deutlich, welche Rollen momentan vergleichsweise viel Raum einnehmen und welche eher wenig. Auf dieser Basis kann reflektiert werden, in welcher Weise die Patientin die aktuelle Verteilung verändern möchte (dies ist stark von den eigenen Wertvorstellungen der Patientin abhängig). Diese Reflexion sollte sich anschließend in der Alltagsplanung der Patientin niederschlagen, indem sich die entsprechende Priorisierung dort wiederfindet. Insbesondere in der ersten Zeit der Mutterschaft ist es für viele Frauen ein wichtiger Lernprozess, die Rollenverteilung auf den Alltag mit dem Kind anzupassen, Pläne zu erstellen, um den wichtigsten Aufgaben nachzukommen und auch Pausen zu etablieren.

Es ist wichtig, der Patientin zu vermitteln, dass eine Reflexion der eigenen Werte und/oder Rollenbilder im besten Fall immer wieder stattfindet. Denn Werte und Rollenbilder können sich im Laufe des Lebens verändern. Entsprechend müssen immer wieder neue Prioritäten gesetzt werden und an anderer Stelle Abstriche gemacht werden. Während für viele Frauen in den ersten Lebensjahren ihrer Kinder die Rolle als Mutter eine ganz zentrale Rolle ist und die Berufstätigkeit zeitweise in den Hintergrund rückt, kann sich dies beispielsweise zu einem späteren Zeitpunkt wieder verändern.

Klassischer Aufbau positiver Aktivitäten

Etwas anders ist die Zielrichtung beim klassischen Aufbau positiver Aktivitäten. Wie bei depressiven Patient:innen im Allgemeinen findet sich auch bei Patientinnen mit PPD meist ein deutlicher Überhang notwendiger und gleichzeitig eher neutral bzw. möglicherweise sogar unangenehm erlebter Aktivitäten (Pflichten) im Vergleich zu den positiv erlebten Aktivitäten, die jedoch nicht unbedingt ausgeführt werden müssen. Das Ziel des Aufbaus positiver Aktivitäten besteht darin, eine Balance zwischen notwendigen (neutralen und unangenehmen) Aktivitäten auf der einen Seite sowie positiven Aktivitäten, die nicht unbedingt ausgeführt werden müssen, auf der anderen Seite zu schaffen. Es wird also perspektivisch eine Reduktion aversiver Aktivitäten sowie eine Steigerung angenehmer Aktivitäten angestrebt. Dabei ist bei Patientinnen mit PPD insbesondere auf ein angemessenes Ausmaß an gemeinsamen positiven Aktivitäten mit dem Kind zu achten.

Um konkrete positive Aktivitäten in den Alltag der Patientin einplanen zu können, müssen wir zunächst in Erfahrung bringen, welche Aktivitäten die Patientin als angenehm empfindet. Manches Mal ist es für Patientinnen schwierig positive Aktivitäten zu benennen, weil sie in ihrer depressiven Stimmung keinerlei Aktivität mehr als angenehm empfinden. In diesem Fall empfiehlt es sich, danach zu fragen, was die Patientin vor Beginn der Depression gerne getan hat – was für sie also potenziell angenehm ist.

Liste mit angenehmen Aktivitäten

Auch sogenannte Listen mit angenehmen Aktivitäten können in diesem Behandlungsschritt herangezogen werden. Dabei handelt es sich um umfangreiche Sammlungen von Aktivitäten, für welche die Patientin prüfen kann, ob sie diese potenziell angenehm findet und wie oft sie diese im vergangenen Monat umgesetzt hat. Aktivitäten, die positiv bewertet werden, aber selten zur Umsetzung gekommen sind, können dann sukzessive aufgebaut werden. Da es deutliche Hinweise darauf gibt, dass körperliches Training die depressive Symptomatik im Rahmen einer PPD reduzieren kann, empfiehlt es sich, diesen Aspekt zu berücksichtigen und körperliches Training gezielt als aufzubauende, langfristig angenehme Aktivität einzuplanen.

Nach der Identifikation werteorientierter, rollenbildkonformer und/oder angenehmer Aktivitäten können diese gezielt aufgebaut werden. Den Ausgangspunkt für die Planung bieten Wochenpläne und die individuelle Aktivitätenliste. Anhand eines Plans für die kommende Woche lassen sich Zeitfenster identifizieren, in denen realistisch Aktivitäten geplant werden können. Dabei ist es wichtig, die Patientin nicht zu überfordern, denn erste Erfolgserlebnisse steigern die Motivation. Das Ausmaß an geplanten Aktivitäten liegt immer nur ein wenig über dem aktuellen Aktivitätsniveau der Patientin. Je nach Schwere der depressiven Symptomatik und dem bisherigen Aktivitätsniveau ist anfangs eventuell nur die Planung einer grundlegenden Tagesstruktur und möglicherweise nur weniger positiver oder werteorientierter Aktivitäten sinnvoll. Die grundlegende Tagesstruktur umfasst neben Aufsteh- und Zubettgehzeiten die körperliche Versorgung der Patientin und ihres Kindes sowie absolut notwendige Tätigkeiten (z.B. Einkaufen, Arztbesuche). Bei der Erstellung von Tages- und Wochenplänen ist auf eine Balance zwischen notwendigen und positiven bzw. werteorientierten Aktivitäten zu achten.

Es empfiehlt sich, Verstärker gezielt als Belohnung für die Erreichung von Zielen einzusetzen und dies auch in der Tages- oder Wochenplanung schriftlich festzuhalten. Während die Umsetzung positiver Aktivitäten zu Beginn oftmals noch ein hohes Maß an Motivation erfordern kann, können diese mit fortschreitender Therapie zunehmend selbst als Verstärker eingeplant werden (z.B. „Wenn ich die Küche aufgeräumt habe, gönne ich mir einen schönen Spaziergang mit meinem Baby").

Bei der Aktivitätenplanung ist auf die allgemeinen Regeln der Zielformulierung zu achten (vgl. Kasten). Insbesondere bei Patientinnen, die zu Beginn der Aktivitätenplanung lediglich ein sehr geringes Aktivitätsniveau zeigen, ist es außerdem sinnvoll, sowohl den Umfang als auch die Komplexität geplanter Aktivitäten möglichst überschaubar zu halten. Zu diesem Zweck müssen für komplexere oder umfangreichere Aktivitäten Teilziele festgehalten werden.

Hindernisse antizipieren

Die klinische Praxis zeigt, dass es für eine erfolgreiche Umsetzung geplanter Aktivitäten von großer Bedeutung ist, alle potenziellen Probleme, die die Ausführung der Aktivität gefährden könnten, vorab zu besprechen. Gemeinsam werden dann für jedes mögliche Hindernis bereits im Voraus Lösungen erarbeitet.

SMART – Regeln der Zielformulierung

- *Spezifisch:* Eine Formulierung wie „Ich gehe eine halbe Stunde spazieren" ist besser als eine unspezifische Formulierung wie „Ich bewege mich mehr".
- *Messbar:* Es muss prüfbar sein, ob die Patientin ihr Ziel erreicht hat. Nicht klar operationalisierte Formulierungen wie zum Beispiel „Ich gehe wieder mehr unter Leute" sind daher zu vermeiden.
- *Ansprechend:* Das Ziel muss erstrebenswert sein. Ziele sollten daher positiv formuliert werden und den Aufbau, nicht den Abbau von Aktivitäten beschreiben. „Ich werde mein Kind am Morgen wickeln und anziehen" ist also eine bessere Formulierung als „Ich werden die Versorgung unseres Kindes am Morgen nicht mehr meinem Mann auftragen".
- *Realistisch:* Die geplanten Aktivitäten müssen für die Patientin erreichbar sein. Sie müssen also ihrer Kontrolle unterliegen und sie muss aktuell alle notwendigen Fähigkeiten besitzen, um die Tätigkeit auch umzusetzen – auch wenn diese herausfordernd sein dürfen. Formulierungen wie „Ich möchte wieder eine enge Freundschaft mit Theresa führen", die nicht ausschließlich der Kontrolle der Patientin unterliegen, sind daher zu vermeiden. Besser eignen sich Formulierungen wie „Ich werde Theresa am Samstagabend anrufen und fragen, ob sie mal wieder mit mir einen Kaffee trinken gehen möchte."
- *Terminiert:* Im Idealfall formuliert man geplante Aktivitäten zeitgebunden, zum Beispiel „Ich gehe am Dienstagnachmittag um 15 Uhr für mindestens eine halbe Stunde mit meiner Tochter spazieren".

Wie bereits erwähnt ist es bei der Behandlung der PPD nicht nur wichtig, Aktivitäten aufzubauen, sondern auch darauf zu achten, dass die Mutter Aktivitäten, die sie allein durchführt, und Aktivitäten, die sie mit ihrem Kind durchführt, in angemessenem Verhältnis plant und umsetzt.

Balance von Aktivitäten mit und ohne Kind

Während es manchen Müttern schwerfällt, auch etwas in Abwesenheit des Kindes zu tun, fällt es anderen Müttern schwer, mit dem Kind gemeinsam Aktivitäten durchzuführen. Für beides kann es ganz unterschiedliche Gründe geben, die gemeinsam mit der Patientin eruiert und bearbeitet werden sollten (vgl. Tabelle 9). Es ist besonders darauf zu achten, positive Aktivitäten mit dem Kind aufzubauen (z. B. Babymassage, Babyschwimmen, Krabbelgruppen, Spaziergänge). Dies ist einerseits für eine gesunde Entwicklung des Babys unabdingbar, und wirkt andererseits den Schuldgefühlen entgegen, die die meisten Mütter mit PPD haben.

Reduktion depressionsfördernder Aktivitäten

Neben dem Aufbau werteorientierter und/oder positiver Aktivitäten ist auch die Reduktion depressionsfördernder Aktivitäten und Ereignisse erstrebenswert. So kann es beispielsweise hilfreich sein, Zeiten, in denen die Patientin sich in ihr Bett zurückzieht und grübelt, abzubauen und stattdessen andere Aktivitäten zu planen.

Handelt es sich bei den depressionsfördernden Aktivitäten oder Ereignissen jedoch um Aktivitäten oder Ereignisse, die im Zusammenhang mit dem Kind stehen, ist es wichtig nachzuvollziehen, warum genau diese mit negativer Stimmung einhergehen. Frauen mit PPD empfinden Zeiten mit ihrem Baby oftmals aufgrund von dysfunktionalen Kognitionen (z. B. „Mein Kind weint, weil es mich nicht mag“, „Mein Kind nimmt mir alle Freiheiten“) oder mangelnden Fertigkeiten (z. B. spätes Erkennen oder fehlerhafte Interpretation kindlicher Signale, mangelndes Wissen bezüglich Beruhigungstechniken) negativ. In diesen Fällen ist es wichtig, den depressionsfördernden Charakter der Aktivitäten zu verändern und sie so zu angenehmen Aktivitäten umzugestalten. Wie Tabelle 9 verdeutlicht, helfen hier insbesondere die kognitive Umstrukturierung und der Erwerb entsprechender Fertigkeiten. Beides wird in den nachfolgenden Kapiteln näher beschrieben.

Auch Interaktionen mit dem Partner bzw. der Partnerin oder dem näheren sozialen Umfeld werden von Patientinnen mit PPD oftmals aversiv erlebt. Entsprechend gilt es auch hier nachzuvollziehen, was genau diese Interaktionen belastet. Oftmals haben Betroffene beispielsweise den Eindruck, nicht genug Unterstützung durch den Partner bzw. die Partnerin oder das nähere Umfeld zu bekommen und reagieren darauf mit anklagendem und vorwürflichem Verhalten, was dann Konflikte nach sich zieht. In vielen Fällen ist es jedoch auch so, dass Personen des sozialen Umfelds grenzüberschreitendes Verhalten zeigen und die Betroffenen Schwierigkeiten haben, eigene Grenzen zu ziehen und eigene Bedürfnisse adäquat zu formulieren. In beiden Fällen ist eine Verbesserung der sozialen Kompetenzen hilfreich (vgl. Kapitel 4.1.5).

Tabelle 9: Gründe für ein unausgewogenes Verhältnis zwischen Aktivitäten in Abwesenheit und Beisein des Kindes und mögliche Lösungsansätze

Zu geringes Ausmaß an Aktivitäten ohne das Kind	
Mögliche Gründe	**Lösungsansätze**
Zeitmangel	• Zeitmanagement (z. B. Wochenpläne), • Delegieren (z. B. an den Partner), • Unterstützung holen (z. B. durch soziales Umfeld, Haushaltshilfe).
Hinderliche (dysfunktionale) Kognitionen (z. B. „Wenn ich mein Kind abgebe, bin ich eine schlechte Mutter")	• Kognitive Umstrukturierung.
Übermäßige Anforderungen aus dem Umfeld (z. B. Aussagen wie „Ein Kind gehört zu seiner Mutter")	• Verbesserung sozialer Kompetenzen, • Paar- oder Familiengespräche.
Zu geringes Ausmaß an Aktivitäten mit dem Kind	
Mögliche Gründe	**Lösungsansätze**
Überforderungsgefühle	• Belastbarkeit erhöhen (z. B. durch Entspannung), • praktische Anleitung und Hilfen, • durch das Jugendamt finanzierte Familienhebamme.
Mangel an Ideen, wie die Zeit mit dem Kind gestaltet werden kann	• Positive Aktivitäten mit dem Kind sammeln und aufbauen (z. B. Fingerspiele, Babymassage).
Vermeidungsverhalten aufgrund von Insuffizienzgefühlen	• Kognitive Umstrukturierung, • positive Selbstinstruktionen.
Erschöpfung/Energiemangel	• Schlafzeiten des Kindes nutzen, um selbst Erholung zu finden, • zeitweise Entlastung von der Säuglingspflege.
Angst, das Kind nicht beruhigen zu können	• Psychoedukation (Gründe für das Schreien von Babys und Beruhigungstechniken).
Vermeidungsverhalten aufgrund von Ängsten oder Zwangsgedanken	• Exposition (ggf. mit Reaktionsverhinderung).
Mangelnde Gefühle der Zuneigung gegenüber dem Kind	• Förderung entspannter Mutter-Kind-Kontakte (z. B. PEKiP).

4.1.4 Kognitive Umstrukturierung

Dysfunktionale Gedanken ändern

Bei Patientinnen mit PPD finden sich vielfach negative automatische Gedanken und negative Grundüberzeugungen, die Einfluss auf die Symptomatik nehmen und daher in der Behandlung Berücksichtigung finden müssen. Bevor jedoch an den Kognitionen gearbeitet werden kann, muss die Patientin nachvollziehen können, inwiefern ihre Gedanken zur Entstehung und Aufrechterhaltung der PPD beitragen. Hierfür muss zunächst das grundlegende Modell der kognitiven Therapie im Rahmen einer Psychoedukation vermittelt werden. Es empfiehlt sich hier, möglichst am Erleben der Patientin anzusetzen (vgl. folgendes Beispiel).

Beispiel: Einstieg in die kognitive Arbeit

Th.: Frau R., in den vergangenen Sitzungen haben wir uns schon viel mit Ihrer Alltagsstruktur beschäftigt und Sie haben intensiv an Ihrem Verhalten gearbeitet. Sie haben manche Gewohnheiten abgelegt, neue Gewohnheiten etabliert und ganz neue Aktivitäten in Ihr Leben integriert.

Pat.: Das stimmt, es haben sich wirklich schon ein paar Dinge verändert, seit ich hier bin.

Th.: Und in dieser Arbeit ist uns auch aufgefallen, dass Sie manche Dinge in den Wochen und Monaten vor der Therapie nicht getan haben – auch um unangenehme Gefühle zu vermeiden. Zum Beispiel haben Sie in den ersten Wochen nach der Geburt Ihres Kindes versucht, möglichst nicht mit Ihrem Kind allein zu sein. Und wenn Sie es doch waren, haben Sie das sehr negativ erlebt und konnten es nicht genießen.

Pat.: Ja, da waren in meinem Wochenplan dann manchmal drei Minuszeichen, wenn ich doch mal mit Karla allein war.

Th.: Genau. Ich würde mir jetzt gerne etwas genauer mit Ihnen anschauen, wie das kam. Heute ist das deutlich seltener der Fall. Meist erleben Sie die Zeit mit Ihrer Tochter nun positiv, nur noch selten negativ. Haben Sie eine Idee, woran das liegt?

Pat.: Das stimmt. Ich bin jetzt öfter mit Karla allein und weiß auch, dass mir das eigentlich guttut, aber manchmal, wenn ich mit Karla allein bin, geht es mir auch jetzt noch schlecht.

Th.: Richtig. Das haben Sie auch immer wieder beschrieben, wenn wir Ihre Wochenpläne durchgegangen sind. Nun würde mich interessieren, woran das liegt? Wie kommt es, dass die Situation, mit Karla allein zu sein, sich manchmal negativ auf Ihre Stimmung auswirkt?

Pat.: Das ist vor allem dann so, wenn Karla in dieser Zeit viel weint. Das stresst mich dann total und zieht mich runter.

Th.: Können Sie etwas genauer beschreiben, welche Gefühle Sie dann haben? Was meinen Sie damit, wenn Sie sagen, dass Sie das runterzieht?

Pat.: Ich fühle mich hilflos. Und traurig. Manchmal werde ich sogar wütend.

Th.: Ich verstehe. Wenn Karla weint, führt das bei Ihnen zu ganz verschiedenen negativen Gefühlen. Warum ist es so schlimm für Sie, wenn Karla weint?

Pat.: Weil ich dann das Gefühl habe, eine schlechte Mutter zu sein. Warum weint sie denn so viel? Bestimmt, weil ich irgendetwas falsch mache.

Th.: Das ist ein ganz wichtiger Punkt, den Sie da ansprechen. Die Situation – mit Karla allein zu sein, wenn sie weint – ist also deshalb so schlimm für Sie, weil das für Sie bedeutet, dass Sie etwas falsch machen und eine schlechte Mutter sind. Und das macht Sie traurig, hilflos und wütend.

Pat.: Ja, genau. Manchmal ist es auch nicht so schlimm. Meine Mutter hat mal gesagt, dass Babys einfach weinen und dass das halt dazugehört. Und irgendwie ist da ja auch was dran.

Th.: Wenn es Ihnen in so einer Situation also gelingt, daran zu denken, was Ihre Mutter gesagt hat, dann geht es Ihnen in der Situation etwas besser?

Pat.: Ja.

Th.: Damit sprechen Sie einen ganz wichtigen Punkt an. Nämlich den, dass es gar nicht unbedingt eine Situation an sich ist, die sich auf unsere Gefühle auswirkt, sondern dass das Gefühl auch davon abhängt, wie wir die Situation bewerten oder was wir über sie denken. Und tatsächlich ist das auch so. Wenn zwei Personen dieselbe Situation erleben, kann es sein, dass eine Person die Situation ganz schrecklich findet und viele negative Gefühle hat, während die andere gar keine negativen Gefühle hat. Stellen Sie sich einmal vor, zwei Menschen sitzen im Flugzeug. Für beide ist es der erste Flug. Während sich der eine jedoch ganz offensichtlich wohl fühlt und über das ganze Gesicht grinst, hat der andere Angst und klammert sich ganz verkrampft am Sitz fest. Wie kommt es, dass die beiden in der gleichen Situation so unterschiedliche Gefühle haben?

Nachdem das Rational der kognitiven Arbeit – dass der Zusammenhang zwischen Situationen und Gefühlen durch Gedanken mediiert wird – gemeinsam nachvollzogen wurde, folgt auch hier eine Phase der Selbstbeobachtung. Dabei wird die Patientin zunächst gebeten, Situationen zu notieren, in denen ihre Stimmung negativ war. Neben der Situation und den negativen Emotionen werden auch die Gedanken festgehalten, die in der spezifischen Situation spontan und automatisch auftraten. Ein gedankliches Hineinversetzen in die konkrete Situation oder auch eine Nachstellung im Rollenspiel können hilfreich sein, wenn es der Patientin schwerfällt, die automatischen Gedanken spontan zu benennen. Die folgenden Fragen eignen sich, um automatische Gedanken zu erkennen:

- Was ist so schlimm daran, dass ...?
- Wissen Sie noch, was Ihnen in dieser Situation durch den Kopf gegangen ist?
- Was genau hat das in diesem Moment für Sie bedeutet?
- Wie haben Sie diese Situation aufgefasst oder interpretiert?
- Wie haben Sie sich selbst in der Situation gesehen?

Spaltenprotokoll

Sobald es der Patientin gelingt, Situationen zu erkennen, die unangenehme Gefühle in ihr auslösen und die dazugehörigen automatischen Gedanken festzuhalten, wird das 3-Spalten-Protokoll um zwei weitere Spalten erweitert. In diesen werden alternative Gedanken formuliert und geprüft, wie sich diese auf die Gefühle auswirken (könnten) (vgl. Abbildung 4). Am Anfang fällt es den Betroffenen oft schwer, alternative Gedanken zu formulieren. Geeignete Fragen zur Erarbeitung alternativer Gedanken sind:

- Was würden Sie einer guten Freundin sagen, wenn diese in einer solchen Situation solche Gedanken äußern würde?
- Mit welchen Gedanken könnten Sie sich Mut machen oder sich trösten?
- Kann man das auch anders sehen?
- Was könnte man diesen Gedanken entgegensetzen?

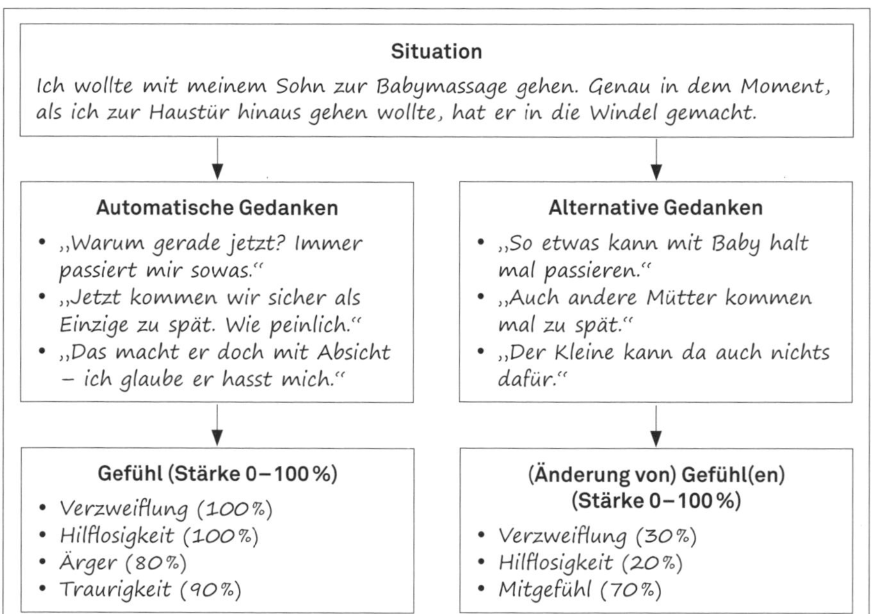

Abbildung 4: Beispiel für das 5-Spalten-Protokoll

Nicht selten tendieren Mütter mit PPD dazu, kindliches Verhalten fehlerhaft zu interpretieren und dem Neugeborenen Absicht für sein Verhalten zuzuschreiben. In diesen Fällen eignet sich besonders die Technik der Reattribuierung. Nimmt eine Frau beispielsweise an, dass ihr Kind sie in der Nacht absichtlich durch sein Weinen vom Schlaf abhalten wolle, sollten gemeinsam mögliche Alternativerklärungen für das Verhalten des Kindes gesammelt werden (z. B. Hunger, volle Windel, Bedürfnis nach Nähe, Schwierigkeiten, sich selbst zu regulieren). Dadurch gelingt es meist, die Annahme, das Baby verhalte sich absichtlich so, zu erschüttern und den Raum für andere Erklärungsmöglichkeiten zu öffnen. Anschließend kann gemeinsam mit der Patientin überlegt werden, wie wahrscheinlich die verschiedenen Erklärungsmöglichkeiten ihr erscheinen. Darüber hinaus kann erfragt werden, welche Emotionen sie wohl in der Situation gehabt hätte, wenn ihr eine andere Erklärung für das kindliche Verhalten in den Sinn gekommen wäre, um so die Änderung von Gefühlen deutlich zu machen.

Korrektur fehlerhafter Interpretationen kindlichen Verhaltens

Ein weiteres Thema, das in der Behandlung der PPD häufig aufkommt, ist die Auseinandersetzung mit den eigenen Erwartungen hinsichtlich der Dinge, die im Alltag bewältigt werden können. Viele Mütter erwarten zunächst von sich, dass es ihnen gelingen muss, das Baby gut zu versorgen und gleichzeitig die Alltagsaufgaben wie vor der Geburt des Kindes zu erfüllen. Vielfach ist das ein Anspruch, der schlichtweg überfordernd ist. Die Versorgung eines Neugeborenen ist deutlich aufwändiger, als die meisten Mütter dies vorab annehmen. Entsprechend haben viele Betroffene zunächst Schwierigkeiten, den Alltagsaufgaben, die zuvor problemlos abgearbeitet wurden, nachzukommen. Dies zieht in den entsprechenden Situationen oft negative, selbstabwertende automatische Gedanken nach sich (z. B. „Ich bin eine Versagerin", „Nicht mal die einfachsten Aufgaben bekomme ich mehr hin"). Es ist ratsam realistische Einschätzungen zu erarbeiten, um diesen automatischen Gedanken etwas entgegensetzen zu können. Die Technik des Realitätstestens kann hier hilfreich sein. Beispielsweise kann die Patientin im Rahmen ihrer Hausaufgabe dazu ermutigt werden, mit anderen Müttern darüber ins Gespräch zu kommen, welche Aufgaben sie in welchem Zeitrahmen erledigen. Meist erweist sich dies als äußerst entlastend, weil die Betroffenen erfahren, dass andere mit den gleichen Schwierigkeiten zu kämpfen haben wie sie selbst.

Auch eine fehlende Differenzierung von Eigen- und Fremderwartungen liegt negativen automatischen Gedanken oft zugrunde. So versuchen viele junge Mütter nicht nur ihren eigenen, sondern auch den Erwartungen ihres Umfelds gerecht zu werden. Typische automatische Gedanken, die in der Folge entstehen, sind Gedanken wie „Was denken die anderen jetzt von mir?" oder „Sie wird mich für eine schlechte Mutter halten". Die Betroffenen differenzieren hier nicht zwischen ihren eigenen Erwartungen und Vorstellungen und denen anderer, was eine Abgrenzung von den Erwartungen anderer erschwert. Gelingt es, eine solche Differenzierung im sokratischen Dialog vorzunehmen, können Betroffene in der Folge meist leichter alternative Gedanken formulieren („Ich darf selbst Prioritäten setzen und das ist nicht eine klinisch reine Wohnung", „Mein Kind muss nicht mit sechs Wochen durchschlafen, nur weil andere dies erwarten").

Auseinandersetzung mit Rollenwechsel und Rollenbild

Ein weiteres zentrales Thema in der kognitiven Arbeit mit Frauen, die unter PPD leiden, ist – wie bereits erwähnt – die Auseinandersetzung mit dem mit der Mutterschaft einhergehenden Rollenwechsel, den eigenen Rollenerwartungen, stereotypen und fehlerhaften Annahmen über die neue Rolle als Mutter sowie die Auseinandersetzung mit dem Verlust der alten Rolle. Viele Mütter leiden unter dem Verlust ihrer alten Rolle und haben überhöhte Ansprüche an sich selbst in der neuen Rolle als Mutter. Dies schlägt sich auch in den automatischen Gedanken nieder (vgl. Tabelle 10). Entsprechend sollten diese Themen im Rahmen sokratischer Dialoge bearbeitet, reflektiert sowie bisherige Annahmen und Normen hinterfragt werden, um anschließend neue Sichtweisen zu erarbeiten.

Tabelle 10: Automatische Gedanken im Zusammenhang mit dem Rollenwechsel

Zugrunde liegendes Thema	Beispiele für automatische Gedanken
Rollenverlust	• „Meine Karriere ist jetzt zu Ende." • „Nie wieder werde ich abends ausgehen können." • „Niemand wird mich mehr attraktiv finden."
Stereotype Annahmen über die neue Rolle als Mutter	• „Ich bin nur noch die dumme Hausfrau." • „Ich muss immer für die Kinder verfügbar sein." • „Als Mutter darf ich mir keine Zeit mehr für mich nehmen."
Eigene Rollenerwartungen	• „Mutter zu sein ist kein Grund sich gehen zu lassen – man darf mir nicht ansehen, dass ich Mutter geworden bin." • „Wenn es mir nicht gelingt, trotz Kind Karriere zu machen, habe ich versagt." • „Als Mutter muss ich immer geduldig sein."

Mit den im Kasten aufgelisteten Techniken der KVT kann die Herausarbeitung alternativer Gedanken gut gelingen (Hautzinger & Pössel, 2017).

Techniken, um alternative Gedanken herauszuarbeiten

- Sokratische Gesprächsführung,
- Realitätstesten, Verhaltensexperimente,
- Reattribuierung, Alternativerklärungen erarbeiten,
- Perspektivenwechsel,
- Rollentausch, Stuhlarbeit,
- Entkatastrophisieren.

Im weiteren Therapieverlauf können dann, aufbauend auf den bislang notierten automatischen Gedanken, Rückschlüsse über Lebensthemen und Grundüberzeugungen der Patientin gezogen werden.

Grundannahmen erkennen und verändern

Im Gegensatz zu automatischen Gedanken, die in konkreten Situationen wenig bewusst, schnell und automatisiert ablaufen und zu diesem Zeitpunkt plausibel erscheinen, handelt es sich bei Grundüberzeugungen, um grundlegende Annahmen der Patientin, die in der Regel durch frühe Lebenserfahrungen bedingt sind. Auf deren Basis begreift, beurteilt und strukturiert die Patientin die Welt. Sie fungieren also wie eine Art Wahrnehmungsfilter und nehmen damit großen Einfluss auf das individuelle Erleben der Patientin. Grundannahmen gelten situationsübergreifend und sind entsprechend abstrakter als automatische Gedanken. Gemeinsam mit der Patientin erarbeitet man dann, wo die biografischen Wurzeln dieser dysfunktionalen Grundannahmen liegen.

Beispiele: Negative Grundannahmen

- „Ich bin nicht liebenswert."
- „Andere Menschen bleiben nur, wenn ich meine Bedürfnisse den ihren unterordne."
- „Ich darf keine Fehler machen."
- „Wut und Ärger darf ich nicht zeigen."
- „Ich muss alles allein schaffen – auf andere ist kein Verlass."
- „Ich muss ständig für mein Kind da sein."

Zur Modifikation dysfunktionaler Grundannahmen kommen im Wesentlichen dieselben Techniken zum Einsatz wie zur Modifikation der negativen automatischen Gedanken. Allerdings sind Grundannahmen erfahrungsgemäß schwer veränderbar, weswegen die Arbeit an den Grundannahmen neben vielen Wiederholungen auch Geduld erfordert.

4.1.5 Verbesserung interpersoneller Kompetenzen

Soziale und kommunikative Fertigkeiten verbessern

Wie bereits beschrieben, sind soziale Konflikte mit der Entstehung und Aufrechterhaltung der PPD assoziiert. Bei vielen Patientinnen findet sich eine konfliktreiche Paarbeziehung, allgemein gestörte Sozialbeziehungen und ein geringes Ausmaß an sozialer Unterstützung. Im Rahmen der Therapie sollte daher auch eine Verbesserung der Qualität sozialer Beziehungen und eine Erweiterung sozialer Unterstützung angestrebt werden. Dies setzt zunächst eine Reflexion und Analyse der Kommunikationsmuster und sozialen Kompetenzen der Patientin voraus. Anschließend können die interpersonellen Kompetenzen der Patientin gezielt erweitert werden. Folgende Auffälligkeiten sind aus klinischer Erfahrung bei Patientinnen mit PPD oft zu finden.

Typische Auffälligkeiten im Bereich der sozialen Kompetenzen bei Frauen mit PPD

- *Verschlossenheit bezüglich der eigenen Bedürfnisse:* Viele Frauen mit PPD haben große Schwierigkeiten damit, eigene Bedürfnisse gegenüber anderen klar zu formulieren. So sprechen Betroffene es beispielsweise nicht an, wenn sie sich mehr Unterstützung bei der Säuglingspflege wünschen. Stattdessen hegen sie oftmals die Annahme, dass andere ihnen ohnehin nicht helfen werden, ohne den Wunsch jemals geäußert zu haben. Zudem gelingt es ihnen oftmals nicht, sich von den Wünschen und Forderungen anderer Menschen in der notwendigen Weise abzugrenzen. So kann es sein, dass es ihnen nicht gelingt, zusätzliche Aufgaben abzulehnen (z. B., wenn die Eltern ungefragt einen Besuch zum Mittagessen ankündigen), um sich damit vor Überforderung zu schützen.
- *Suche nach Rückversicherung:* Im Rahmen einer PPD haben viele Frauen massive Selbstzweifel. Diese beziehen sich einerseits auf ihren eigenen Wert (z. B. „Ich bin nicht liebenswert", „Ich bin inkompetent"), andererseits aber auch insbesondere auf ihre mütterlichen Qualitäten und das Kind (z. B. „Ich bin eine schlechte Mutter", „Ich versorge das Kind nicht richtig"). In der Folge suchen Betroffene nach Rückversicherung durch andere (z. B. „Liebst du mich noch?", „Bleibst du wirklich bei mir?" „Denkst du, ich bin eine gute Mutter?", „Mache ich alles richtig?"). Kurzfristig versuchen die Sozialpartner:innen oft, der Betroffenen die notwendige Sicherheit zu geben und sie damit zu beruhigen. Mittel- und langfristig jedoch führt die stetige Suche nach Rückversicherung bei den Sozialpartner:innen zu Irritation, Ärger und in der Folge oft auch zu Rückzugsverhalten, was wiederum die bestehenden Selbstzweifel intensiviert.
- *Inadäquate Kommunikationsmuster:* Im Umgang mit nahen Bezugspersonen zeigen sich Patientinnen mit PPD oft verbittert, reizbar, ablehnend, anklagend, vorwürflich oder gar feindselig. Nicht selten führt dies zu einem zunehmenden Rückzug naher Angehöriger und einer Entfremdung zwischen diesen und der Patientin.

Für die Verbesserung des kommunikativen Verhaltens ist es in vielen Fällen hilfreich, der Patientin wesentliche Regeln für eine gelungene partnerschaftliche Kommunikation und Interaktion zu vermitteln (Engl & Thurmaier, 2020). Überdies ist es ratsam, auch den Partner bzw. die Partnerin in die Therapie mit einzubeziehen und gemeinsame Sitzungen zu planen, um diese Inhalte mit dem Paar gemeinsam zu besprechen.

Kommunikationsregeln

- *Aktives Zuhören:* Es ist wichtig, dem Gegenüber zunächst aufmerksam und akzeptierend zuzuhören.
- *Bemühen um gegenseitiges Verstehen:* Mit Rückfragen werden fehlende Informationen eingeholt und Unklarheiten beseitigt („Was genau meinst du damit, wenn du sagst, ich verhalte mich abweisend?"). Anschließend kann durch zusammenfassen dessen, was das Gegenüber gesagt hat bzw. was man verstanden hat, die eigene Wahrnehmung überprüft und damit Missverständnissen vorgebeugt werden.
- *Gefühle ansprechen:* Es ist wichtig, sowohl auf die Gefühle des Gegenübers einzugehen und diese zu validieren (z.B. „Ich verstehe, dass es dich ärgert, wenn ich immer wieder frage, ob ich dir noch wichtig bin und dir damit das Gefühl gebe, dir nicht zu glauben") als auch die eigenen Gefühle (in Reaktion auf die Äußerungen des Partners) offen anzusprechen.
- *Positives Verhalten verstärken:* Zeigt der Partner bzw. die Partnerin positives Verhalten (z.B. Unterstützung bei anfallenden Aufgaben), ist es wichtig, ihm bzw. ihr dies auch entsprechend rückzumelden, indem man beispielswiese die eigene Freude darüber ausdrückt oder Komplimente macht.
- *Problematisches Verhalten ansprechen:* Problematisches Verhalten sollte offen angesprochen werden. Dabei ist es wichtig, Kritik nicht in Form von typischerweise generalisierten Vorwürfen, Du-Botschaften und Bewertungen des anderen zu formulieren („Du bist so faul – nie wickelst du unser Baby", „Du bist rücksichtslos – immer lässt du deine Sachen liegen"), sondern diese in Form von Ich-Botschaften zum Ausdruck zu bringen, auf ein spezifisches Verhalten in einer bestimmten Situation zu beziehen und möglichst einen konkreten Wunsch nach Verhaltensänderung anzuschließen („Es stört mich, wenn du deine Sachen hier liegen lässt, weil ich das Gefühl habe, mit dem Aufräumen nicht hinterherzukommen. Ich wünsche mir, dass du sie zukünftig direkt in die Schublade räumst"). Hat das Gegenüber die Kritik verstanden und eine Verhaltensänderung zugesichert oder sich entschuldigt, sollte die Kritik nicht wiederholt angebracht werden. Im Anschluss an eine kritische Äußerung kann es hilfreich sein, auch positive Punkte anzusprechen.
- *Kompromisse eingehen:* Um Kompromisse aushandeln zu können, ist es wichtig, einerseits die eigene Meinung darzustellen, andererseits aber auch die Meinung des Gegenübers anzuhören. Auch hier empfiehlt es sich, den Standpunkt der bzw. des anderen noch einmal zu paraphrasieren, um Missverständnisse zu vermeiden. Dann sollte offen geprüft werden, ob der Vorschlag auch Vorteile für einen selbst hat. In der Folge kann ein Kompromiss vorgeschlagen werden und die Reaktion des Gegenübers angehört und dessen Vorschlag bewertet werden. Ziel ist es, eine zufriedenstellende Lösung für beide zu finden.

Rollenspiele

Für den Abbau problematischen Kommunikations- und Beziehungsverhaltens und den Aufbau sozialer Kompetenzen eignet sich neben der Wissensvermittlung insbesondere die Durchführung von Rollenspielen. Hierbei werden zunächst spezifische – von der Patientin ausgewählte problematische – interpersonelle Situationen in einem diagnostischen Rollenspiel nachgestellt. Die Patientin soll sich in diesem ersten Rollenspiel genau so verhalten, wie sie es in der ausgewählten Situation getan hat. Anschließend wird gemeinsam mit der Patientin analysiert, was genau die Schwierigkeiten sind und welche Fertigkeiten trainiert werden müssen, um in der betreffenden Situation die eigenen Ziele mit höherer Wahrscheinlichkeit erreichen zu können. Dabei ist es hilfreich, darauf zu achten, ob in der spezifischen Situation primär eine Zielerreichung (z.B., wenn die Patientin möchte, dass ihr Partner während des Mittagsschlafs des gemeinsamen Kindes nicht laut Musik hört), Beziehungsaufbau (z.B. sich mit jemandem verabreden) oder der Erhalt von Selbstachtung (z.B., wenn die Patientin von ihrer Mutter abgewertet wird) im Vordergrund steht. Abhängig davon kann gemeinsam überlegt werden, welches Verhalten auf Seiten der Patientin angemessen und vielversprechend erscheint. Häufig geht es in problematischen Situationen auch mehrere der genannten Aspekte. In diesem Fall kann man prüfen, welcher Aspekt im Vordergrund steht und wie man diesem Ausdruck verleihen kann, ohne die anderen Aspekte zu gefährden.

Kiesler-Kreis

In diesem Zusammenhang kann auch der Einsatz des Kiesler-Kreises (Brakemeier, Schramm & Hautzinger, 2012) hilfreich sein. Dieser kann helfen, das eigene Verhalten genau einzuordnen und dessen Wirkung auf andere besser nachzuvollziehen. Anschließend folgt ein Rollenspiel, in dem neues Verhalten ausprobiert und eingeübt wird. Die therapeutische Aufgabe besteht hierbei darin, angemessene Verhaltensweisen zu verstärken und der Patientin durch konstruktives Feedback zu helfen, sich dem Zielverhalten schrittweise zu nähern. Dabei ist auf zahlreiche Wiederholungen des Rollenspiels mit jeweils kleinen, erreichbaren Verbesserungsschritten zu achten. In der Arbeit mit Rollenspielen können auch Rollenwechsel (zur Stärkung der Perspektivübernahmefähigkeit) und Videoaufnahmen hilfreich sein. Am Ende eines Rollenspiels sollte stets eruiert werden, was die Patientin aus dem Rollenspiel gelernt hat und ob ihr andere Situationen einfallen, in denen dieses Wissen ebenfalls hilfreich gewesen wäre. Dies vergrößert den Lernzuwachs und verdeutlicht der Patientin, dass sie an Fertigkeiten arbeitet, die nicht nur in einer Situation, sondern auch in zahlreichen anderen Situationen zum Tragen kommen. Das erhöht die Relevanz der therapeutischen Arbeit und steigert die Motivation. Ein schrittweiser Transfer des eingeübten Verhaltens in den Alltag der Patientin ist eine notwendige Bedingung für die Verbesserung ihrer sozialen Beziehungen. Für den Erwerb sozialer Kompetenzen eignet sich auch die Teilnahme an entsprechenden Gruppentherapien, die parallel zu einer Einzeltherapie stattfinden können.

Merke

Im Rahmen der Therapie der PPD ist es nahezu immer notwendig, das Ausmaß an sozialer Unterstützung zu erhöhen und das soziale Netzwerk der Betroffenen sukzessive zu erweitern. Entsprechend ist eine zentrale soziale Kompetenz, die mit Betroffenen eingeübt werden sollte, die Kompetenz, um Hilfe zu bitten.

4.1.6 Entlastung und Verbesserung der Mutter-Kind-Interaktion

In Fällen, in denen eine Mutter mit PPD die Interaktionen mit ihrem Kind eher negativ bewertet, ist es von zentraler Bedeutung, mögliche Ursachen hierfür zu eruieren und durch passende Interventionen zu einer Entlastung und Verbesserung der Mutter-Kind-Interaktion beizutragen.

Stillprobleme

Ein häufiges Problem in der Postpartalzeit sind Stillprobleme. Insbesondere Frauen, die in dieser Zeit unter depressiven Symptomen leiden, machen sich große Vorwürfe, wenn das Stillen nicht unproblematisch verläuft oder eventuell überhaupt nicht möglich ist. Die Betroffenen setzen sich teilweise massiv unter Druck und werten die Probleme als eigenes Versagen. Hier ist es wichtig, zunächst einmal zu normalisieren und zu entpathologisieren. Studien zeigen, dass Stillprobleme und frühzeitiges Abstillen keine Seltenheit sind – am Ende des zweiten Lebensmonats beispielsweise werden nur noch weniger als die Hälfte der Säuglinge mindestens siebenmal gestillt. Hauptursachen für das Abstillen sind vor allem die mütterliche Sorge, zu wenig Milch zu haben, wunde Brustwarzen sowie Trink- und Saugschwierigkeiten des Kindes. Entlastend kann hier eine frühzeitige, vorausschauende Beratung (z. B. durch eine Hebamme oder Stillberaterin) sein, die auf eine erhöhte Stillfrequenz, eine Verbesserung der Anlegetechniken, die Brustpflege sowie die Möglichkeit des Abpumpens abzielt. Eine medizinische Notwendigkeit für eine Zufütterung besteht nur selten – die Sorge der Mütter, ihr Kind nicht ausreichend ernähren zu können, ist also meist unbegründet.

Weinende, schreiende Babys

Manche Mütter beschreiben ein hohes Stresserleben, wenn ihr Baby weint. Es gibt verschiedene Interventionen, die dieses Stresserleben kurzfristig reduzieren können. Zum einen können Mütter Entspannungstechniken wie beispielsweise Atemtechniken erlernen, um sich in einer akuten Stresssituation selbst zu beruhigen. Dies steigert die Aktivität des Parasympathikus und führt so zu zahlreichen psychophysiologischen Veränderungen, die mit Entspannung einhergehen und damit das Stresserleben reduzieren. Auch Selbstinstruktionen wie „Nur die Ruhe – ich schaffe das" können hilfreich sein. Ist das Stresserleben allerdings sehr hoch, die Anspannung der Mutter also sehr stark ausgeprägt, kann es auch notwendig sein, dass die Mutter für einige Minuten den Raum verlässt. Selbstverständlich ist dies nur dann möglich, wenn das Kind in Sicherheit ist und beispielsweise eine andere Bezugsperson anwesend ist. Das Entfernen aus der Situation ist besonders dann wichtig, wenn die Gefahr besteht, dass die Mutter das Baby beispielsweise schütteln könnte.

Neben diesen eher kurzfristigen, situationsbezogenen Maßnahmen gibt es auch Interventionen, die eher mittelfristig wirksam werden. Hierunter fallen neben der Erhöhung der Entspannungsfähigkeit durch kontinuierliches Erlernen von Entspannungstechniken auch der Erwerb von Achtsamkeit. Weiterhin gehören dazu auch Methoden, die das Schreiverhalten des Babys perspektivisch reduzieren können. Darunter fallen Maßnahmen wie die Schaffung einer reizarmen Umgebung, das Einhalten fester Schlaf- und Wachzeiten, das Einführen von Ritualen (z.B. Raum abdunkeln in der Schlafenszeit, Schlaflied singen), aber auch Arbeit an der mütterlichen Sensitivität. Aus Studien weiß man, dass Mütter, die unter einer PPD leiden, weniger sensitiv hinsichtlich der Signale ihres Kindes sind. Nicht selten erkennen sie erst spät, dass ihr Kind ein bestimmtes Bedürfnis hat. Die Gründe für das Weinen ihres Babys sind ihnen also oftmals nicht klar. Hier empfiehlt es sich, gemeinsam mögliche Gründe für das Schreien von Babys und darüber hinaus mögliche Hinweisreize sowie Verhalten, das in diesen Situationen hilfreich sein kann, zu erarbeiten (vgl. Tabelle 11). Es empfiehlt sich, die Mutter ein Protokoll bezüglich kindlicher Signale führen zu lassen, um die mütterliche Sensitivität zu steigern. Beispielsweise kann es sinnvoll sein, zu protokollieren, wann das Kind signalisiert, dass es ein unerfülltes Bedürfnis hat, und wann es signalisiert, dass es gerne mit der Mutter interagieren möchte (vgl. „Protokollbogen zur Erfassung kindlicher Signale im Alltag“ im Anhang auf Seite 98).

Beruhigungstechniken

Darüber hinaus kann es hilfreich sein, die Mutter über angemessene Techniken zur Beruhigung des Babys aufzuklären. Insbesondere Techniken, die sich auch in Studien als hilfreich erwiesen haben, sind hierbei zu betonen. Darunter fallen beispielsweise Körperkontakt (z.B. Hautkontakt, streicheln, das Baby auf sich legen), langsame Körperbewegungen (z.B. schaukeln, tragen, wiegen), beruhigende Töne (z.B. tiefere Stimme, singen, „Sch“-Geräusche) oder auch das Anbieten eines Schnullers.

Die beschriebenen Interventionen und psychoedukativen Inhalte können die Selbstwirksamkeitserwartung der Mutter erhöhen und so zu einer Verbesserung der Mutter-Kind-Interaktion und einer Reduktion der depressiven Symptomatik beitragen.

Mütter mit PPD zeigen im Umgang mit ihrem Kind oftmals wenig responsives bis teilnahmsloses Verhalten. Manche Mütter hingegen zeigen deutlich intrusives Verhalten. Beide Verhaltensweisen haben gemein, dass sie nicht auf die Bedürfnisse und die Verhaltenssignale des Kindes abgestimmt sind. So kommt es nicht zu den reziproken affektiven Abstimmungsprozessen, die

Tabelle 11: Gründe für das Schreien eines Babys, mögliche Hinweisreize und hilfreiches Verhalten

Gründe	Mögliche Hinweise	Günstiges Verhalten
Schmerzen	Schrilles Schreien, erhöhter Muskeltonus, Krümmen	Je nach Ursache ggf. Bauchmassage, Beinkreisen, Zäpfchen, Arztbesuch
Müdigkeit, Erschöpfung	„Kampf dem Einschlafen", (Weinen) nach längerer Wachphase oder Überstimulierung/Überreizung	Zum Schlafen bringen
Hunger, Durst	Saugbewegungen, Schmatzen, Zunge raus	Stillen, Flasche geben
Körperliches Unwohlsein	Volle Windel, rote/schwitzige Ohren, sehr kalter/warmer Nacken	Windel wechseln, Kleidung anpassen
Bedürfnis nach Nähe	Baby weint beim Ablegen	Körperkontakt, tragen, wiegen
Bedürfnis nach Unterhaltung	Zunächst brabbeln, anschauen der Mutter, lächeln, gemeinsame Blickrichtung, Hand Richtung Mutter ausstrecken, Kopf zur Mutter drehen, dann weinen in ausgeschlafenem Zustand trotz körperlichem Wohlbefinden	Ablenken, Fingerspiel, Spielzeug
Bedürfnis nach Ruhe	Kopf wegdrehen, Blick abwenden, sich überstrecken	Ruhe ermöglichen, von Reizen abschirmen

man in gesunden Mutter-Kind-Interaktionen beobachten kann. In diesen Interaktionen findet sich ein ständiger Wechsel von koordinierten und unkoordinierten Verhaltensweisen.

Matches, Mismatches, Repair

Dabei treten sogenannte *Matches* und *Mismatches* auf. Unter einem Match versteht man ein paralleles Auftreten des gleichen affektiven und verhaltensbezogenen Zustands von Mutter und Kind. Ein Mismatch hingegen bezeichnet die Abweichung der Zustände von Mutter und Kind. Die Korrektur eines Mismatches zu einem erneuten Match wird als *interaktiver Repair* bezeichnet. Während Matches und erfolgreiche interaktive Repairs mit positiven Gefühlen wie Selbstwirksamkeit einhergehen, sind Mismatches mit negativen Emotionen assoziiert. Gesunde Interaktionen zeichnen sich durch schnelle und erfolgreiche Korrekturen der Mismatches aus. Depressive Mütter jedoch reagieren oft inadäquat, indem sie entweder teilnahmsloses oder intrusives Verhalten zeigen und die Korrektur bestehender Mismatches versäumen. Diese Fehlregulierungen können sich negativ auf das Kind und auf den Störungsverlauf der Mutter auswirken. Es ist daher zentral, dass Mütter lernen, ihr eigenes Verhalten gut auf die Signale ihres Kindes abzustimmen. Wenn das Kind also signalisiert, dass es an einer Interaktion mit der Mutter interessiert ist, sollte die Mutter entsprechend auf das Kind eingehen. Zeigt das Baby durch sein Verhalten hingegen, dass es gerade nicht interagieren möchte, sollte die Mutter auch hier adäquates Verhalten zeigen.

Therapeut:innen können Mütter darin begleiten, neues interaktives Verhalten zu erlernen und auf das Verhalten ihres Kindes sensitiv und kontingent zu reagieren. Zeigt das Baby beispielsweise Verhalten, das darauf hindeutet, dass es an einer Interaktion interessiert ist, wird die Mutter angeleitet, ebenfalls zugewandtes, interaktives Verhalten zu zeigen. Ändert das Baby sein Verhalten im Verlauf der Interaktion und zeigt, dass es nun eher seine Ruhe möchte, wird die Mutter angeleitet, auch darauf entsprechend zu reagieren. Diese Abstimmungsprozesse können in kleinen interaktiven Sequenzen gemeinsam mit der Mutter analysiert und angemessenes Verhalten eingeübt werden. Alle Bemühungen der Mutter sollten durch die Therapeut:innen gewürdigt und sensitives sowie kontingentes Verhalten verstärkt werden. In diesem Therapieabschnitt kann der Einsatz von Videofeedback hilfreich sein. Ein solch videogestütztes Sensitivitätstraining kommt in der Behandlung der PPD oft zum Einsatz und hat sich als sehr förderlich erwiesen.

4.1.7 Therapieabschluss

Bereits während der Therapie sollten Therapeut:innen darauf achten, dass die Patientin die erlernten Interventionen zunehmend im Selbstmanagement einsetzt. Eine notwendige Bedingung hierfür ist die regelmäßige therapeutische Hausaufgabe, die die Patientin darin unterstützt, das Erlernte zu vertiefen und die Interventionen eigenverantwortlich umzusetzen. Darüber hinaus empfiehlt es sich, das Thema der Frühwarnsymptome und Notfallplanung in der letzten Therapiephase zu bearbeiten.

Individuelle Frühwarnsymptome

Individuelle Frühwarnsymptome können beispielsweise unter Zuhilfenahme von Listen mit typischen Frühwarnsymptomen oder auch dem Einbezug von Angehörigen identifiziert werden. Dabei ist es empfehlenswert, Frühwarnsymptome auf der emotionalen, kognitiven und behavioralen Ebene zu eruieren und darauf zu achten, dass diese möglichst gut operationalisiert werden und damit prüfbar sind. Ein weniger gut operationalisiertes Frühwarnsymptom wäre etwa die Formulierung „Schlafschwierigkeiten". Geeigneter ist stattdessen eine Formulierung wie „Mehrere Tage (mindestens drei) hintereinander beim Einschlafen länger als eine halbe Stunde wach liegen".

Tabelle 12: Beispiel für einen Notfallplan

Frühwarnsymptome/Symptome		Was tun?
Schritt 1 – erste Warnzeichen	• Vereinzelt liege ich abends grübelnd im Bett (bis zu dreimal pro Woche) und schlafe nicht wie gewöhnlich innerhalb von 15 Minuten ein. • Ich gehe nicht mehr wie gewöhnlich jede Woche dreimal walken. • Ich habe die ganze Woche keine Lust, abends noch zu telefonieren.	• Ich suche das Gespräch mit meinem Mann und prüfe, ob es objektive Gründe gibt, sich Sorgen zu machen und zu grübeln. • Ich gehe mindestens zweimal die Woche walken oder mache alternativ Yoga.
Schritt 2 – ernstere Warnzeichen	• Ich fühle mich ohne erkennbaren Grund an mehreren Tagen der Woche traurig. • Ich reagiere an mehreren Tagen sehr ungeduldig, wenn es mit unserem Kind anstrengend wird, und werde laut. • Ich liege dreimal oder häufiger abends grübelnd im Bett (länger als 15 Minuten). • Ich war die ganze Woche nicht beim Sport. • Ich habe weniger als zweimal pro Woche Kontakt zu Freunden/Bekannten.	• Ich beginne, einen Wochenplan zu führen, in dem ich meine Aktivitäten und Stimmungen eintrage. • Ich plane gezielt positive Aktivitäten ein. • Ich plane gezielt „me time" ein, um auch mal entspannen zu können, und bespreche das mit meinem Mann. • Ich führe ein Positivtagebuch.
Schritt 3 – erste Symptome	• Mein Aktivitätsniveau ist erkennbar zurückgegangen (weniger als drei angenehme Aktivitäten täglich). • Ich fühle mich die ganze Woche niedergeschlagen. • Ich habe deutlich weniger Appetit. • Mein Schlaf ist die meisten Tage deutlich reduziert (um mehr als zwei Stunden).	• Ich erhöhe mein Aktivitätsniveau (dabei hilft mir meine Liste mit werteorientierten Tätigkeiten). • Ich mache täglich Entspannungsübungen. • Ich führe ein 5-Spalten-Protokoll. • Ich spreche mit engen Freund:innen oder meinem Mann darüber, wie es mir geht.

Tabelle 12: Fortsetzung

Frühwarnsymptome/Symptome		Was tun?
Schritt 4 – ernste Symptome	• Meine Stimmung ist so schlecht, dass andere mich darauf ansprechen. • Ich habe massive Selbstzweifel und fange an, mich bei anderen rückzuversichern. • Ich habe deutliche Entscheidungsschwierigkeiten (z. B. was ich kochen soll). • Ich verliere Gewicht (mehr als zwei Kilogramm pro Woche). • Ich habe Lebensüberdrussgedanken.	• Ich kontaktiere meine Therapeutin und bitte um ein Gespräch. • Ich vereinbare einen Termin mit meiner Psychiaterin. • Ich führe alles aus Schritt 3 weiter eigenständig fort.

Notfallplan

Anschließend erarbeiten Therapeut:in und Patientin einen Notfallplan, der der Patientin als Handlungsanleitung dient, falls nach der Therapie erneut Symptome auftreten. Darin wird ganz konkret festgehalten, in welchem Fall die Patientin welche Schritte unternimmt (vgl. Tabelle 12). Dabei werden auch diejenigen Maßnahmen und Techniken festgehalten, die die Belastung der Patientin während der Therapie reduziert haben und von ihr als hilfreich erlebt wurden.

Selbsthilfeplan für Herausforderungen

Weiterhin ist es ratsam, am Ende der Therapie über möglicherweise bevorstehende bedeutsame Ereignisse oder Veränderungen (negativer und positiver Art) zu sprechen. Es wird eruiert, welche Auswirkungen die Patientin auf ihren Alltag und das eigene Verhalten erwartet. Anschließend wird eine Art Selbsthilfeplan für die bevorstehende Veränderung erarbeitet. Es ist wichtig, der Patientin zu vermitteln, dass insbesondere in Zeiten von Veränderungen eine gute Selbstbeobachtung (ggf. unter Verwendung von Wochenplänen und Spaltenprotokollen) wichtig ist.

Sollten zum Zeitpunkt des Therapieendes noch Probleme bestehen, wird mit der Patientin erarbeitet, wie sie diese im Selbstmanagement lösen kann. Grundsätzlich empfiehlt es sich, zu betonen, dass eine aktive Haltung der Patientin (beispielsweise durch persönliche Zielsetzungen) auch in Zukunft wichtig ist, um die erreichten Erfolge zu stabilisieren. Obwohl es wichtig ist, die Patientin hinsichtlich eines möglichen Wiederauftretens der Symptomatik zu sensibilisieren, ist darauf zu achten, dass die Patientin ein solches nicht als Katastrophe wertet, sondern die Therapie mit dem Wissen verlässt, dass sie für diesen Fall sehr viel gelernt hat und gut vorbereitet ist.

4.2 Andere Methoden zur Behandlung der PPD

4.2.1 Interpersonelle Therapie

Bei der Interpersonellen Therapie (IPT) der Depression liegt der Behandlungsfokus auf dem zwischenmenschlichen Kontext, in dem sich eine depressive Episode entwickelt hat, und damit primär auf der Verbesserung sozialer Interaktionen. Die zentralen Themen in der Behandlung sind interpersonelle Konflikte, mangelnde soziale Einbindung und Unterstützung und damit einhergehende soziale Defizite, Arbeitsstress sowie Rollenwechsel und die Entwicklung von Coping-Strategien für Lebensveränderungen. Die vorrangigen Behandlungsziele bestehen darin, die gegenwärtigen Interaktions- und Kommunikationsmuster der Patientin zu verbessern, zwischenmenschliche Konflikte zu bearbeiten sowie soziale Unterstützung aufzubauen bzw. auszuweiten.

Interpersonelle Problembereiche

Nach dem Verständnis der IPT gibt es im Kontext der PPD insbesondere drei relevante interpersonelle Problembereiche: (1) Interpersonelle Konflikte, (2) Trauer und Verlust sowie (3) Rollenwechsel. Ziel ist es, die bestehenden Probleme der Patientin zu identifizieren, einem oder mehreren dieser Problembereiche zuzuordnen und schließlich Coping-Strategien für die mit der Mutterschaft einhergehenden Lebensveränderungen zu entwickeln und interpersonelle Konflikte zu bearbeiten und zu lösen.

In der initialen Phase der IPT geht es zunächst darum, den bzw. die Hauptproblembereich(e) und Veränderungswünsche der Patientin zu erheben. Dabei wird besonderes Augenmerk auf die Beziehung der Betroffenen mit ihrem Kind, ihrem Partner bzw. ihrer Partnerin, ihrer Herkunftsfamilie, der Familie des Partners bzw. der Partnerin sowie ihren Freunden gelegt. Es wird also ein Bezug zwischen der depressiven Symptomatik und dem interpersonellen Kontext der Patientin hergestellt. Weiterhin werden in dieser Therapiephase das IPT-Konzept erläutert und die konkreten Therapieziele formuliert.

In der mittleren Behandlungsphase werden meist ganz spezifische Themen innerhalb eines oder mehrerer der oben genannten interpersonellen Problembereiche bearbeitet. Dabei spielen sich interpersonelle Konflikte meist innerhalb der Paarbeziehung (z. B. bezüglich mangelnder Unterstützung durch den Partner) oder der Herkunftsfamilie der Betroffenen (z. B. aufgrund von Kritik seitens der Familie, wie die Betroffene mit ihrem Kind umgeht, beispielsweise im Bereich des Stillens oder Schlafens) ab. Der Themenbereich des Rollenwechsels beinhaltet meist Entscheidungen, die die Patientin bezüglich der Wiederaufnahme der Arbeit treffen muss, aber auch den Umgang mit neuen Aufgaben durch die Mutterschaft oder den Umgang mit (eventuell unerwarteten) Veränderungen bezüglich der eigenen Prioritäten oder dem

Selbstbild. Im Bereich Trauer und Verlust kommen nicht selten Themen auf wie beispielsweise vorangegangene Verlusterfahrungen – zum Beispiel eine Fehlgeburt, eine stille Geburt oder auch ein Schwangerschaftsabbruch –, deren Bedeutung sich durch die Mutterschaft verändert. Auch Behinderungen oder Krankheiten des Neugeborenen sowie eine Frühgeburt können durch die Betroffene als Verlust verarbeitet werden. Darüber hinaus kann es zu einer Reaktivierung von Trauer oder Verlustempfinden kommen, das mit belastenden Erfahrungen in der eigenen Kindheit in Zusammenhang steht (z. B. emotionaler Missbrauch oder Vernachlässigung). In dieser Therapiephase stehen neben einer Bestandsaufnahme des konkreten Problems sowie der Klärung der Wahrnehmungen und Erwartungen der Patientin die Analyse möglicher Handlungsalternativen und Lösungsmöglichkeiten und damit der Aufbau und die Erprobung neuer Verhaltensmuster im Vordergrund.

In der dritten Behandlungsphase soll die Beendigung der Behandlung angemessen vorbereitet werden. Dafür wird ein Fazit aus der bisherigen Behandlung gezogen, die bewältigten Probleme reflektiert und die erreichten Kompetenzen zusammengefasst. Weiterhin werden unterstützende Beziehungen außerhalb der Therapie festgehalten. Auch Frühwarnsymptome sowie darauf bezogene konkrete Handlungspläne werden besprochen. Darüber hinaus werden Abschiedsgefühle, also negative Emotionen, die möglicherweise mit der Beendigung der Therapie einhergehen (wie Trauer oder Wut), sowie der Umgang mit diesen Emotionen besprochen. Weiterhin wird entschieden, ob sich an die Behandlung noch eine Erhaltungsphase anschließen soll.

Im Anschluss an die Behandlungsphasen wird eine Erhaltungsphase empfohlen, in der die Behandlung mit reduzierter Sitzungsfrequenz (z. B. eine Sitzung pro Monat) fortgeführt wird, um Rückfälle zu verhindern.

In der IPT der PPD kommen wie in der KVT häufig die Techniken der Psychoedukation, der konkreten Problemlösung (z. B. Unterstützung bei der Organisation der Kinderbetreuung, Beruhigungstechniken), der Kommunikationsanalyse und des Rollenspiels zum Einsatz.

4.2.2 Antidepressive Medikation

Bei schweren Depressionen indiziert

Eine pharmakotherapeutische Behandlung der PPD sollte – insbesondere dann, wenn eine Frau stillt – immer erst nach ausführlicher Nutzen- und Risikoabwägung und bei schwerer Depression sowie bestehender Suizidalität erfolgen. Dabei gilt es, das Rezidivrisiko der Betroffenen anhand der individuellen Vorgeschichte abzuschätzen und darüber hinaus das bisherige Ansprechen auf antidepressive Medikation, die Möglichkeit sowie den Nutzen alternativer Behandlungsmethoden (insbesondere KVT und IPT) sowie die Präferenz der Betroffenen zu berücksichtigen.

Sollte die Entscheidung für eine pharmakotherapeutische Behandlung fallen, so kommen sowohl Selektive Serotoninwiederaufnahmehemmer (SSRI) als auch trizyklische Antidepressiva (TZA) grundsätzlich infrage. Bei den SSRI zeigen Paroxetin, Sertralin und Fluvoxamin nicht nachweisbare, Citalopram und Escitalopram geringfügige und Fluoxetin die höchsten Konzentrationen im kindlichen Plasma (letztere sogar bis in den therapeutischen Range hineinreichend). Darüber hinaus gibt es Fallberichte über milde postnatale Adaptationssyndrome bei Gabe von Citalopram, Escitalopram und Fluoxetin. Dieses äußert sich unter anderem in kindlicher Gereiztheit, übermäßigem Schreien, Agitiertheit, Lethargie, verringerter Nahrungsaufnahme, Tremor und Atemnot. Bei den TZA weist Nortriptylin eine geringe bis nicht nachweisbare Konzentration in der Muttermilch auf, wohingegen Doxepin vereinzelt mit Atemnot des Säuglings assoziiert wurde. Zu anderen Substanzen und Substanzklassen liegen noch wenige Studien vor, sodass sie in der aktuellen Behandlungsleitlinie nicht empfohlen werden.

Merke

Bei Unsicherheiten bezüglich spezifischer medikamentöser Behandlung depressiver Symptomatik während der Schwangerschaft und Stillzeit kann es hilfreich sein, Informationen beim Pharmakovigilanzzentrum für Embryonaltoxikologie (www.embryotox.de) einzuholen.

4.3 Wirkungsweise der Methoden

Während vielfach nachgewiesen wurde, dass die KVT ein wirksames Verfahren zur Behandlung der PPD ist, gibt es bislang keine Untersuchung dazu, was genau die spezifischen Wirkmechanismen der KVT zur Behandlung der PPD sind – also was genau sie effektiv macht. Da sich die KVT der PPD jedoch nicht wesentlich von der Behandlung der Depression im Allgemeinen unterscheidet, ist davon auszugehen, dass hier dieselben Wirkmechanismen zum Tragen kommen.

Wirkmechanismen weiterhin unklar

Der theoretischen Annahme zufolge wirkt die KVT, weil sie einerseits dysfunktionale Kognitionen reduziert und andererseits antidepressives Verhalten aufbaut, während sie depressionsförderndes Verhalten reduziert. Tatsächlich konnte für Depressionen im Allgemeinen gezeigt werden, dass eine Veränderung maladaptiver Kognitionen (dysfunktionale Einstellungen, negative automatische Gedanken) mit einer Symptomreduktion einhergeht. Auch die Verhaltensaktivierung scheint Studien zufolge ein relevanter spezifischer Wirkfaktor der KVT in der Depressionsbehandlung zu sein – so weisen Dismantling-Studien darauf hin, dass eine rein kognitive Therapie (also ohne Verhaltensaktivierung) einer vollumfänglichen KVT in ihrer Wirksam-

Selbstwirksamkeitsüberzeugung als Mutter

keit unterlegen ist. Darüber hinaus weist eine aktuelle Übersichtsarbeit darauf hin, dass die Selbstwirksamkeitsüberzeugung hinsichtlich der eigenen mütterlichen Kompetenzen ein weiterer Wirkfaktor der KVT bei PPD sein könnte, der über die Mutter-Kind-Bindung Einfluss auf das mütterliche Befinden nimmt (King et al., 2021).

4.4 Effektivität und Prognose

Im Rahmen eines Cochrane Reviews betrachteten Dennis und Hodnett (2007) Studien, die die Effektivität verschiedener Interventionen zur Behandlung depressiver Symptomatik, die sich innerhalb des ersten Jahres postpartum entwickelte, untersuchten. Neben anderen Interventionen betrachteten die Autoren auch die KVT und die IPT zur Behandlung der PPD. Verglichen wurden diese Verfahren mit dem *Treatment as Usual* (TAU), also der Standardversorgung (einschließlich medikamentöser Behandlung, falls notwendig). Sowohl die KVT (5 Studien) als auch die IPT (1 Studie) zeigten sich im Vergleich zum TAU direkt nach Behandlungsende und bis 12 Monate postpartal überlegen. Unmittelbar nach der Behandlung zeigte sich dabei für die KVT ein Risk Ratio (RR) von 0,79 und für die IPT ein RR von 0,80. Zum letzten Erhebungszeitpunkt innerhalb des ersten Jahres postpartum zeigte die KVT im Vergleich zum TAU noch immer ein RR von 0,72 und die IPT ein RR von 0,80. Der Umfang der KVT-Behandlung variierte in den hier eingeschlossenen Studien zwischen einer und zwölf Sitzungen.

Bezüglich der IPT bestätigt auch ein aktuellerer systematischer Review, der deutlich mehr Primärstudien einschloss, deren Wirksamkeit (Miniati et al., 2014).

Sockol (2015) schloss in ihre Übersichtsarbeit 26 Primärstudien ein, in denen die Effektivität der Behandlung peripartaler Depression mittels KVT untersucht wurde. Bei nahezu all diesen Studien handelte es sich um randomisiert kontrollierte Studien, nur vereinzelt fanden sich darunter quasi-experimentelle Studien. Weiterhin verwendeten die allermeisten der eingeschlossenen Studien TAU oder eine aktive Vergleichsgruppe als Kontrollgruppe. Nur in wenigen Studien wurde eine Wartelistenkontrollgruppe verwendet. Die Hälfte der Studien erforderte für den Einschluss der Probanden eine klinisch gesicherte Diagnose, während in der anderen Hälfte erhöhte Werte in Selbstberichtsinstrumenten ausreichten, um eingeschlossen zu werden. Unter den Interventionen fanden sich verschiedene Formen der KVT (Verhaltensaktivierung, KVT, Problemlösungstherapie, multimodale Interventionen mit KVT-Elementen). Darüber hinaus fanden sich sowohl Therapien im Einzel- als auch im Gruppenformat sowie in verschiedenen Settings (u.a. ambulantes und stationäres Setting, In-Home-Setting, via Telefon, internetbasierte

Therapie). Die Anzahl der Therapiesitzungen variierte in den Primärstudien zwischen 3 und 16 Sitzungen.

Sockol (2015) fand in 16 der eingeschlossenen Studien signifikant größere Veränderungen in der depressiven Symptomatik vom Pre- zum Post-Treatment-Messzeitpunkt in den Behandlungsgruppen verglichen mit den Kontrollgruppen. Dabei variierte Hedges g zwischen 0,26 und 2,06. Nach Ausschluss dreier Ausreißer fand die Autorin eine Gesamteffektstärke von 0,65 (95 % KI, 0,54–0,76). Dabei gab es abhängig von der Art der Kontrollgruppe, dem Studiendesign, der Stichprobenzusammensetzung, dem Outcome-Maß oder den Einschlusskriterien keine signifikanten Unterschiede in der Effektstärke. Weiterhin fanden sich keine Unterschiede im Zusammenhang mit der Art der Intervention, der Darbietungsmethode, des Ortes der Therapie oder des Einbezugs des Partners.

Effektstärke von 0,65

Eine aktuellere Metaanalyse von Huang, Zhao, Qiang und Fan (2018), die ebenfalls verschiedene KVT-Interventionen (via Telefon, im Online-Setting, im stationären Setting, im Gruppensetting, im In-Home-Setting sowie achtsamkeitsbasierte Therapie) mit TAU verglich, bestätigt ebenfalls die Wirksamkeit der KVT. Auch hier zeigte sich im Vergleich zum TAU sowohl kurzfristig (Odds Ration (OR) = 6,57) als auch langfristig (OR = 2,00) eine stärkere Verbesserung der depressiven Symptomatik durch KVT als durch TAU.

OR zugunsten von KVT 2,00–6,57

Neben den bereits beschriebenen Metaanalysen legen auch die Arbeiten anderer Autoren nahe, dass Psychotherapie im Gruppensetting nicht nur wirksam (Scope et al., 2013), sondern vermutlich ebenso wirksam wie im Einzelsetting ist (Claridge, 2014). Studien legen außerdem nahe, dass psychotherapeutische Ansätze zur Behandlung der PPD ähnlich effektiv sind wie pharmakotherapeutische Ansätze. Darüber hinaus gibt es Hinweise darauf, dass eine Kombinationsbehandlung aus KVT und Pharmakotherapie einer KVT-Monotherapie nicht überlegen ist.

Die Tatsache, dass die in den hier beschriebenen Reviews und Metaanalysen eingeschlossenen Primärstudien bereits mit relativ wenigen Sitzungen (im Vergleich zur Regelversorgung) eine gute Effektivität zeigen, legt einerseits nahe, dass therapeutische Erfolge bei der PPD in relativ überschaubaren Zeiträumen erzielt werden können und spricht andererseits für die Effizienz psychotherapeutischer Behandlungsansätze.

Dennoch sollte bei der Behandlungsplanung berücksichtigt werden, dass die Rückfallrate bei postpartal depressiven Patientinnen nicht gering ist, was für eine vorausschauende Planung von Booster-Sitzungen zur Rückfallprophylaxe spricht.

Booster-Sitzungen empfohlen

4.5 Varianten der Methode und Kombinationen

4.5.1 Internetbasierte Psychotherapie

Für einige Mütter mit PPD ist es eine große Herausforderung, für die Zeit während der Therapiesitzungen eine Betreuung für ihr Neugeborenes zu organisieren. Aus diesem Grund sei auch auf internetbasierte psychotherapeutische Ansätze zur Behandlung der PPD verwiesen. Inzwischen gibt es einige Hinweise darauf, dass die internetbasierte Psychotherapie eine effektive Alternative zur Behandlung der PPD sein kann (Berger, 2015). Beispielsweise zeigte eine randomisiert kontrollierte Studie aus Kanada erst jüngst sehr eindrücklich, dass ein eintägiger, interaktiver und KVT-basierter Online-Workshop (zusätzlich zum TAU) zu einer signifikanten Reduktion depressiver Symptomatik führt (van Lieshout et al., 2021). Die Teilnahme an diesem Workshop war mit einer höheren Wahrscheinlichkeit einer klinisch bedeutsamen Reduktion in den EPDS-Scores verbunden als eine Wartelistenkontrollbedingung, die lediglich TAU umfasste (OR=4,15, 95 % KI, 2,66–6,46). Bei den Müttern, die am KVT-Workshop teilnahmen, zeigten sich im Vergleich zu den Müttern in der Kontrollgruppe darüber hinaus Verbesserungen in der Mutter-Kind-Bindung, in kindbezogenen Ängsten, sozialer Unterstützung sowie der positiven Affektivität des Kindes. Aktuell existieren keine entsprechenden deutschsprachigen Online-Behandlungsprogramme für die PPD. Es ist jedoch zu erwarten, dass in den kommenden Jahren solche Angebote entwickelt werden.

4.5.2 Kombination von Psychotherapie und Pharmakotherapie

Kombinationsbehandlung möglich

Wie bereits erwähnt sollte eine medikamentöse Behandlung der PPD bei stillenden Müttern immer erst nach einer Risiko-Nutzen-Abwägung und nur bei schwerer Symptomatik erfolgen. Aufgrund der Auswirkungen, die eine ausgeprägte depressive Symptomatik der Mutter auch auf die Mutter-Kind-Interaktion und die kindliche Entwicklung haben kann, ist eine suffiziente Behandlung der PPD jedoch im Interesse des Kindes und sollte daher, wenn notwendig, auch eine pharmakotherapeutische Behandlung umfassen (neben einer Psychotherapie).

Wie bereits erwähnt gehen antidepressive Substanzen in gewissem Umfang in die Muttermilch über und werden so auch von Stillkindern aufgenommen. Aufgrund der pharmakologischen Eigenschaften von Antidepressiva ist eine Anpassung des Einnahmezeitpunkts des Antidepressivums nicht möglich. Allerdings ist ein Abstillen keine erstrebenswerte Alternative, da das Stillen insbesondere bei Müttern mit PPD wichtig und wünschenswert ist.

Besteht bereits eine antidepressive Medikation, ist es i.d.R. möglich, diese auch in der Stillzeit unverändert fortzuführen. Wird eine antidepressive Medikation in der Stillzeit neu eingestellt, sollten diejenigen Substanzen präferiert werden, die nur in geringem Umfang in die Muttermilch übergehen. Dies ist, wie bereits erwähnt, insbesondere bei Sertralin, Paroxetin und Fluvoxamin sowie bei Nortriptylin der Fall (vgl. Tabelle 13).

Tabelle 13: Gebräuchlichste Pharmaka bei stillenden Müttern mit PPD

Grundsubstanz	Handelsname	Hauptwirkungen	Häufigste Nebenwirkungen
Sertralin	Zoloft® und Generika	stimmungsaufhellend, aktivierend, angstlösend	u.a. gastrointestinale Beschwerden, Mundtrockenheit, Appetit- und Gewichtsveränderungen, Kopfschmerzen, Migräne, Schwindel, Schlafstörungen, Zittern, Schwitzen
Paroxetin	Seroxat® und Generika	stimmungsaufhellend, aktivierend, angstlösend	u.a. Konzentrationsbeschwerden, Übelkeit, Appetitveränderungen, Schlafstörungen, Agitiertheit, Schwindel, Kopfschmerzen, ungewöhnliche Träume
Fluvoxamin	Fevarin® und Generika	stimmungsaufhellend, aktivierend, angstlösend	u.a. Übelkeit, Agitiertheit, Nervosität, Ängstlichkeit, Schlaflosigkeit, Somnolenz, Tremor, Kopfschmerzen, Schwindel, Abdominalschmerzen, Mundtrockenheit, Schwitzen
Nortriptylin	Generika	stimmungsaufhellend, aktivierend	u.a. Mundtrockenheit, Schwitzen, Verstopfung, Übelkeit, Kopfschmerzen, Zittern, Schwindel, verstopfte Nase, unregelmäßiger oder starker Herzschlag, Gewichtszunahme, Aggression

4.6 Probleme bei der Durchführung

4.6.1 Fehlende Kinderbetreuung

Eine geringe soziale Unterstützung ist einer der relevantesten Risikofaktoren für die Entwicklung einer PPD. Entsprechend haben viele Patientinnen in ihrem näheren sozialen Umfeld keine Person, der sie ihr Kind während den Therapiesitzungen anvertrauen können. Darüber hinaus haben viele Frauen mit PPD große Schwierigkeiten, anderen ihr Kind anzuvertrauen, weil sie dies entweder mit mütterlichem Versagen gleichsetzen oder aber niemanden vertrauenswürdig genug finden, gut auf ihr Kind aufzupassen (u.a. wegen kindbezogener Zwangsgedanken).

Therapie im Beisein des Babys

Um diesen Frauen dennoch einen Zugang zur Therapie zu ermöglichen, ist es ratsam, die Therapiesitzungen zunächst auch in Anwesenheit des Neugeborenen durchzuführen – auch wenn dies u.U. die Gesprächsführung erschwert. Andernfalls ist zu befürchten, dass die betroffenen Frauen eine Therapie gar nicht erst beginnen. Darüber hinaus gibt es Therapeut:innen die Möglichkeit, den Umgang der Mutter mit ihrem Kind zu beobachten, was für die Therapieplanung ohnehin notwendig ist. Im besten Fall gelingt es dann, während der ersten Sitzungen eine Lösung für das bislang ungelöste Problem der Kinderbetreuung zu erarbeiten.

Hilfsangebote nutzen

Besonders bemerkenswert sind hier die unter dem Begriff *Frühe Hilfen* zusammengefassten lokalen und regionalen Unterstützungssysteme für besonders vulnerable Familien mit jungen Kindern (Schwerpunkt Altersgruppe 0–3 Jahre). Diese Frühen Hilfen stehen Familien ab Beginn der Schwangerschaft zur Verfügung. Hierunter fallen beispielsweise Familienhebammen und Familienpatenschaften.

Familienhebammen

Bei Familienhebammen handelt es sich um staatlich examinierte, zusätzlich qualifizierte Hebammen, die besonders vulnerable Mütter mit Kindern durch aufsuchende Tätigkeit und interdisziplinäre Zusammenarbeit mit anderen Institutionen und Berufsgruppen beraten und betreuen. Familienhebammen können die Mütter bis zum ersten Geburtstag des Kindes unterstützen und somit eine bedeutsame Hilfe für die Zeit der Psychotherapie darstellen.

Familienpatenschaft

Eine andere Möglichkeit ist die Unterstützung durch sogenannte Familienpat:innen. Diese unterstützen Familien meist für zwei bis vier Stunden wöchentlich und können der Mutter planbare Zeit ohne ihr Kind einräumen, in der diese dann beispielsweise zur Therapie gehen kann. Eine Unterstützung durch eine Familienpatenschaft ist in den ersten drei Lebensjahren des Kindes möglich. Zeitlich ist sie meist auf eine Dauer von einem Jahr begrenzt. Für die Patientin ist die Begleitung durch eine Familienhebamme oder eine Familienpatenschaft kostenlos. Deren Kosten trägt in der Regel die Kommune (für beides siehe auch www.fruehehilfen.de).

4.6.2 Komorbide psychische Störungen

Bei komorbid bestehenden psychischen Störungen ist es von zentraler Bedeutung, diese in der Therapieplanung zu berücksichtigen und gut abzuwägen, welche Störung vorranging behandelt werden sollte.

Berücksichtigung in Therapieplanung

So kann etwa der Aufbau positiver Aktivitäten erschwert sein, solange andere Probleme nicht bearbeitet wurden. Beispielsweise ist es Müttern, die unter aggressiven kindbezogenen Zwangsgedanken leiden, oftmals gar nicht erst möglich, positive Aktivitäten mit ihrem Kind zu identifizieren, da die Zwangsgedanken jegliche Interaktionen mit dem Kind überschatten. Für Mütter, die unter einer komorbiden sozialen Phobie leiden, können soziale Interaktionen ganz allgemein aversiv sein. Entsprechend kann es diesen Frauen auch schwerfallen, positive Aktivitäten ohne ihr Kind aufzubauen, sofern diese im sozialen Kontext stattfinden. In solchen Fällen ist es von zentraler Bedeutung, zunächst an der Zwangs- oder Angstsymptomatik zu arbeiten, bevor man sich dem Aktivitätenaufbau zuwenden kann.

Besondere Berücksichtigung erfordern selbstverständlich auch komorbid bestehende Persönlichkeitsstörungen. Therapeut:innen sollten Persönlichkeitsstörungen nicht nur in der Gestaltung der therapeutischen Beziehung beachten, sondern diese auch in der konkreten Therapieplanung berücksichtigen. Beispielsweise steht bei der Behandlung von Müttern, die komorbid unter einer emotional-instabilen Persönlichkeitsstörung leiden, zunächst die Behandlung schwerer Verhaltensprobleme wie etwa suizidales, parasuizidales oder selbstverletzendes Verhalten im Vordergrund. Erst nach erfolgreicher Bearbeitung dieser Probleme ist es sinnvoll, den Behandlungsfokus auf die depressive Symptomatik zu legen.

5 Fallbeispiel

Die 29-jährige, im Kontakt zurückhaltende Frau G. stellt sich in der psychotherapeutischen Ambulanz vor. Der Grund für ihre Kontaktaufnahme sei ihre nunmehr seit mehreren Monaten deutlich gedrückte Stimmung. Sie berichtet, dass sie seit der Geburt ihres Sohnes vor fünf Monaten sehr viel weine und an eigentlich nichts mehr richtig Freude habe. Es sei „zwar ohnehin nicht mehr möglich, groß etwas zu unternehmen, da sich alles nur noch um das Kind“ drehe, aber sie habe auch gar keine Lust mehr, Freunde zu treffen oder Hobbys nachzugehen. Sie fühle sich „komplett energielos und abgeschlagen“. Es sei, als sauge ihr Sohn ihre ganze Energie aus ihr heraus, wenn sie ihn stille.

Obwohl sie „total kaputt“ sei und „am liebsten den ganzen Tag nur schlafen“ würde, liege sie abends im Bett oft lange wach und könne nicht einschlafen. Sie grüble dann viel und mache sich vor allem Gedanken darüber, warum sie als Mutter „so versage“. Sie fühle sich gänzlich unfähig, den Tag mit ihrem Kind zu gestalten, scheitere oft schon morgens an der Entscheidung, was sie ihrem Sohn anziehen solle. Sie habe „eigentlich überhaupt kein Selbstwertgefühl mehr“ und fühle sich seit der Geburt ihres Sohnes abhängig von ihrem Partner. Sie sei überzeugt davon, dass sie ihr Leben und die Versorgung ihres Kindes ohne ihren Partner nicht hinbekommen würde. Dieses Gefühl mache ihr große Angst. Sie habe nie von anderen abhängig sein wollen. Zwar habe sie keine konkreten Suizidgedanken, aber manchmal wünschte sie, sie „würde einfach nicht mehr aufwachen und hätte endlich Ruhe“.

Erst auf Nachfrage berichtet die Patientin, dass sie das Gefühl habe, keine richtige emotionale Bindung zu ihrem Sohn aufgebaut zu haben. Sie könne nicht so viel mit ihm anfangen. Zwar liebe sie ihn – gleichzeitig habe sie aber auch manchmal den Gedanken, er habe ihr Leben zerstört, weil es ihr seit seiner Geburt so schlecht gehe. Anschließend mache sie sich große Vorwürfe für derartige Gedanken, was ihre Stimmung noch weiter verschlechtere. Im weiteren Gespräch wird deutlich, dass Frau G. seit der Geburt ihres Sohnes und entgegen ihrer Gewohnheit viel Zeit im Bett verbringt. Wenn es die Umstände erlauben, sei sie an manchen Tagen gerade einmal fünf Stunden auf den Beinen. Mit dem Haushalt sei sie komplett überfordert und überlasse diesen primär ihrem Partner. Da dieser jedoch arbeiten müsse, käme manchmal auch seine Mutter vorbei und unterstütze das Paar in der Haushaltsführung. Am Wochenende kümmere sich vorrangig ihr Partner um den gemeinsamen Sohn, damit sie sich ausruhen könne. Unter der Woche sei das ihre Aufgabe – so hätten sie es bereits vor der Geburt des Sohnes vereinbart. Ihr Freund habe in den letzten Wochen immer wieder gesagt, sie solle nun endlich eine Therapie machen. Auch er sei nach der Arbeit oft erschöpft und könne sich dann „nicht auch noch um ein Baby und eine depressive Frau kümmern“. Die Beziehung leide deutlich unter der aktuellen Situation. Sie habe oft Angst, dass ihr Partner sie und den Sohn verlassen könne.

Die junge Familie lebe in einer etwa 60 Quadratmeter großen 2,5-Zimmer-Mietswohnung. Die finanziellen Mittel seien ausreichend, aber begrenzt. Es sei geplant, dass ihr Sohn mit einem Jahr in eine Kindertagesbetreuung komme, sodass auch sie ihrem Beruf als Bürokauffrau wieder halbtags nachgehen könne. Sie habe immer gerne gearbeitet und fühle sich bei ihrem Arbeitgeber sehr wohl.

Das Paar habe einen ganz guten Kontakt zur Mutter des Partners, auch wenn diese „manchmal komisch“ sei. Die Beziehung zu ihrer eigenen Herkunftsfamilie beschreibt die Patientin als distanziert. Ihre Eltern hätten sich immer gewünscht, dass sich die Patientin beruflich noch weiterentwickle, und seien über ihre Schwangerschaft zunächst nicht sonderlich erfreut gewesen. Das habe Frau G. nicht nur sehr verletzt, sondern auch hinsichtlich der Entscheidung, zum damaligen Zeitpunkt ein Kind zu bekommen, verunsichert. Inzwischen zeigten ihre Eltern zwar großes Interesse an ihrem Sohn, doch falle es ihr schwer, einfach so zu tun, als sei nichts gewesen. Außerdem wolle sie nicht, dass ihre Eltern mitbekommen, wie es ihr aktuell gehe, weil sie ihnen nicht die Genugtuung verschaffen wolle, am Ende Recht damit gehabt zu haben, dass es für ein Kind doch zu früh war. Deswegen versuche sie im Kontakt mit ihren Eltern so zu tun als sei alles in Ordnung und sie weitgehend auf Distanz zu halten.

Ansonsten habe sie einen stabilen Freundeskreis, darunter zwei sehr gute Freundinnen. Diese hätten jedoch noch keine Kinder, sodass sie von diesen kein Verständnis für ihre aktuelle Situation erwarten könne – daher habe sie ihnen nichts von ihrem derzeitigen Befinden erzählt. Es falle Frau G. zudem schwer, zu sehen, wie deren unbedarftes Leben einfach weiterginge, während sie nun so viel Verantwortung trage und beispielsweise nicht mehr am Wochenende ausgehen könne. Bezüglich der Ressourcen wird deutlich, dass Frau G. eine intelligente, reflektierte junge Frau ist, die hinsichtlich ihrer beruflichen und finanziellen Situation zufrieden ist und über gute soziale Kontakte verfügt. Vor der Geburt ihres Sohnes habe sie viel und gerne gezeichnet, interessierte sich für Musik, ging gerne auf Konzerte und zum Schwimmen.

In einer Verhaltensbeobachtung von Frau G. im Kontakt mit ihrem Sohn nimmt diese ihr Kind zwar auf den Arm, wenn er weint, wirkt jedoch insgesamt wenig responsiv (kaum Mimik und Blickkontakt) und in ihrem Handeln unsicher. Mehrfach entschuldigt sie sich dafür, dass ihr Sohn etwas unruhig ist, und wendet kaum Beruhigungstechniken an. Dabei handelt sie weitgehend unabhängig von den Signalen des Kindes.

In der kategorialen Diagnostik wird deutlich, dass Frau G. kurz nach ihrem Schulabschluss bereits einmal eine depressive Episode hatte. Sie habe damals auf der Suche nach einer Ausbildungsstelle zunächst mehrere Absagen bekommen. Ansonsten sind keine weiteren komorbiden oder vorbestehenden psychischen Störungen eruierbar. Eine medizinische Untersuchung bleibt ohne Befund.

In der EPDS erreicht Frau G. einen Score von 21 und liegt damit über dem Cut-off. Im PBQ zeigt sich ein, im Vergleich zu den positiven Gefühlen, deutlich höheres Ausmaß an negativen Gefühlen gegenüber dem Kind.

Als Therapieziele formuliert Frau G. die Verbesserung der Beziehung zu ihrem Sohn und ihres Umgangs mit ihm („Vielleicht sollte ich ihn erst einmal richtig kennenlernen. Eigentlich war er schon schuld daran, dass es mir schlecht ging, bevor er auf der Welt war. Das ist irgendwie nicht fair"). Zudem möchte sie darauf hinarbeiten, ihre Stimmung zu verbessern, wieder mit Freude

Dinge zu unternehmen, auch wieder Hobbys aufzugreifen. Sie wolle mehr Selbstvertrauen bekommen und lernen, sich Dinge zuzutrauen.

Zu Beginn der Therapie erstellt Frau G. mit ihrer Therapeutin zunächst ihr individuelles Erklärungsmodell der PPD (vgl. Kapitel 4.1.2) basierend auf den folgenden Informationen: Die Exploration der Umstände der Schwangerschaft und Geburt ergibt, dass es sich um eine geplante und gewollte Schwangerschaft handelte. Allerdings habe es in der Schwangerschaft bereits erste Probleme gegeben. Frau G. habe in den ersten 14 Wochen unter massiver Übelkeit gelitten und sich sehr oft erbrochen. In der 26. Schwangerschaftswoche sei dann ein Gestationsdiabetes diagnostiziert worden, sodass sie sich in der Folge bezüglich ihrer Ernährung habe deutlich einschränken müssen. In der Rückschau sei dies in den Augen von Frau G. vielleicht schon kein optimaler Start zwischen ihrem Sohn und ihr gewesen, da sie schon in der Schwangerschaft manchmal negative Gedanken in Bezug auf ihren Sohn gehabt habe („Seit ich schwanger bin habe ich nur Probleme", „Das Kind schränkt mich schon ein, bevor es da ist"). Die Geburt habe lange gedauert, sei aber ohne Komplikationen verlaufen. Ihr Sohn sei körperlich gesund. Es fällt Frau G. zunächst sichtlich schwer, das Temperament ihres Kindes zu beschreiben. Sie beschreibt ihren Sohn zunächst als „ganz normales Baby – er schreit, sabbert, macht die Windel voll und raubt mir den Schlaf". Erst auf genauere Nachfrage hin sagt sie, dass er eigentlich meist ganz friedlich sei. Er schreie immer wieder, aber vermutlich in normalem Ausmaß. Auch sein Schlafrhythmus sei schon recht stabil, wenn der Schlaf auch durch durchschnittlich drei Stillpausen pro Nacht unterbrochen sei. Dennoch empfinde sie die Versorgung ihres Sohnes als sehr anstrengend. Sie wisse oft nicht, wie sie die Zeit mit ihm verbringen solle.

Hinsichtlich der psychosozialen Vulnerabilitätsfaktoren zeigt sich der Partner von Frau G. in einem gemeinsamen Gespräch durch das Befinden von Frau G. belastet und ärgerlich. Da er unter der Woche arbeite, brauche er am Abend seine Ruhe und sehe nicht ein, sich dann um das Kind zu kümmern. Das müsse Frau G. in seinen Augen schon hinbekommen. Es ärgere ihn auch, dass sie die Tipps seiner Mutter oft nicht annehme, obwohl sie es nur gut meine. Auch den Haushalt müsse sie nun langsam hinbekommen, denn diesen sehe er nicht als seine alleinige Aufgabe an. Frau G. ist in diesem gemeinsamen Gespräch sehr zurückhaltend und äußert sich kaum. Später gibt die Patientin an, dass sie großen Druck empfinde, den Anforderungen des Partners gerecht zu werden, und Sorge habe, dass sie das überfordere.

Die biografische Anamnese ergibt, dass Frau G. mit einem Bruder bei ihren Eltern aufgewachsen ist. Die Eltern beschreibt sie als streng und anspruchsvoll. Leistung sei immer wichtig gewesen. Dabei habe sie sich ihrem jüngeren Bruder gegenüber stets unterlegen gefühlt, da dieser studiert habe und der ganze Stolz der Eltern sei. Sie hingegen sei hinter den elterlichen Erwartungen zurückgeblieben. Zwar habe sie stets versucht, sehr gute Leistungen zu bringen, habe sich aber den Weg, den die Eltern von ihr erwartet hätten, nicht zugetraut. Insgesamt wird deutlich, dass Frau G. ein eher geringes Selbstwertgefühl hat. Sie zeigt perfektionistische Tendenzen und ist bemüht, Fehler möglichst zu vermeiden. Dinge, die sie sich nicht zutraue, vermeide sie lieber ganz.

Im Anschluss an die Erarbeitung des individuellen Störungsmodells prüft die Therapeutin mit der Patientin, an welchen bedingenden Faktoren die Psychotherapie ansetzen kann. Dabei erarbeiten sie, dass die Psychotherapie dabei helfen kann, die Überforderungsgefühle zu reduzieren (Überforderung durch den Haushalt und den Umgang mit dem Kind), die negativen Gedanken gegenüber dem Kind zu reduzieren, positive Aktivitäten mit und ohne Kind aufzubauen, sich gegenüber den Anforderungen des Partners abzugrenzen, eigene perfektionistische Ansprüche zu reduzieren und die Beziehung zu den eigenen Eltern zu verbessern.

Rückzug, Inaktivität

Aufgrund der berichteten starken Inaktivität der Patientin erfolgt zunächst ein Aktivitätenaufbau. Mittels Wochenprotokollen wird der Status quo hinsichtlich Art und Ausmaß der Aktivitäten (mit und ohne Kind), sowie die damit einhergehende Stimmung erfasst. Dabei zeigt sich, dass die Patientin insgesamt nur wenigen Aktivitäten nachgeht. Darüber hinaus findet sich ein deutlicher Überhang von Aktivitäten, die negativ oder neutral bewertet werden. Vor allem die Zeiten, in denen Frau G. mit ihrem Sohn allein ist, gehen in der Regel mit negativer Stimmung einher. Im Gespräch wird deutlich, dass dies darauf zurückzuführen ist, dass Frau G. nicht weiß, wie sie diese Zeit aktiv gestalten kann. Stattdessen verbringt sie diese Zeit meist passiv in der Wohnung – oft läuft nebenher der Fernseher. Als Positivzeiten lassen sich Zeiten identifizieren, die das Paar gemeinsam mit dem Kind außerhalb der Wohnung verbringt. Diese sind jedoch sehr selten.

Es wird weiterhin deutlich, dass die Patientin keinen Aktivitäten ohne ihr Kind nachgeht (weder allein noch mit ihrem Partner). Bei der gemeinsamen Analyse der Wochenpläne zeigt sich die Patientin erschrocken darüber, dass sie eigentlich nur mit ihrem Kind zusammen sei (meist in der Wohnung) oder im Bett liege. Mittels Depressionsspirale vollzieht Frau G. nach, wie sich das geringe Aktivitätsausmaß auf ihre Stimmung auswirkt. Damit wird die Motivation der Patientin gestärkt, positive Aktivitäten zu steigern.

In diesem Zusammenhang und über eine Aussage von Frau G. („Mein Leben ist leer und armselig") kommen Frau G. und ihre Therapeutin auf das Thema der Rollenbilder zu sprechen. Gemeinsam erarbeiten sie die verschiedenen Rollen von Frau G. und die zugehörigen Aufgaben. Dabei wird deutlich, dass Frau G. in den vergangenen Monaten nahezu ausschließlich die Mutterrolle gelebt hat, dabei jedoch Aufgaben, die ihr in diesem Zusammenhang wichtig erscheinen (u. a. Aufmerksamkeit auf die Bedürfnisse des Kindes richten, die Zeit mit dem Kind genießen, gemeinsam mit dem Kind die Welt entdecken, sich dem Kind liebevoll zuwenden) vernachlässigt hat. Mithilfe eines Kreisdiagramms erarbeitet Frau G., welche Rolle sie aktuell in welchem Ausmaß füllen möchte und welche Aufgaben für sie jeweils darunterfallen. Anschließend wird erarbeitet, durch welche konkreten Aktivitäten Frau G. diese Aufgaben erfüllen kann. Anhand der so erarbeiteten individuellen Aktivitätenliste wird das Aktivitätsniveau von Frau G. sukzessive gesteigert. Dabei wird darauf geachtet, dass die Gewichtung der verschiedenen Rollen berücksichtigt wird. Der Schwerpunkt liegt entsprechend neben der grundlegenden Tagesstruktur auf angenehmen Aktivitäten mit dem Kind. Da Frau G. diesbezüglich zunächst nur wenige Ideen hat, nimmt sich die Therapeutin etwas mehr Zeit dafür, mit der Patientin eine Sammlung an potenziell positiven Aktivitäten mit dem Kind zu erstellen, um entspannte Mutter-Kind-Kontakte zu fördern. Unter Berücksichtigung der Ressourcen von Frau G. wird dabei unter anderem die Teilnahme an einem Babyschwimmkurs geplant. Bei der Erstellung der Pläne für die jeweils kommende Woche wird besonders darauf geachtet, realistische Ziele zu formulieren und die Patientin nicht zu überfordern.

Hilfe durch Familienhebamme

In dieser Therapiephase stellt Frau G. mit Unterstützung ihrer Therapeutin Kontakt zu einer Familienhebamme her und organisiert alltagspraktische Unterstützung durch eine Familienpatin. Während die Familienhebamme dazu beiträgt, dass Frau G. Sicherheit im Umgang mit ihrem Kind gewinnt (z.B. Welche Kleidung ist angemessen? Wie merke ich, wie es meinem Kind geht? Wie kann ich mein Kind beruhigen?), nimmt die Familienpatin Frau G. das Baby drei Stunden pro Woche ab. Davon nutzt Frau G. regelmäßig eine Stunde für die Haushaltsführung und zwei Stunden für sich selbst (z.B. zum Kaffeetrinken mit einer Freundin).

Kognitive Interventionen

Bei der Analyse der Wochenpläne fällt auf, dass die Stimmung von Frau G. bei Zusammentreffen mit ihren Eltern stets negativ ist. Mithilfe von 3-Spalten-Protokollen wird deutlich, dass Frau G. in diesen Situationen oft deutlich negative automatische Gedanken hat. Mittels verschiedener Techniken (v.a. Realitätstesten, Perspektivenwechsel, Reattribution) werden diese automatischen Gedanken hinterfragt und alternative Gedanken herausgearbeitet (vgl. Abbildung 5).

In der Folge und durch Realitätstestungen (z.B. „Sie haben Ihre Mutter noch nie gefragt, ob sie Sie für eine schlechte Mutter hält? Was könnten Sie tun, um das herauszufinden?") verbessert sich das Verhältnis zwischen Frau G. und ihren Eltern, sodass es ihr möglich ist, sich diesen auch bezüglich ihrer aktuellen Situation zu öffnen. Entgegen der Befürchtung von Frau G. kritisieren ihre Eltern sie daraufhin nicht, sondern sie erfährt, dass auch ihre Mutter unter einer PPD litt, weswegen sie ihr zu einer späteren Familienplanung geraten hatte.

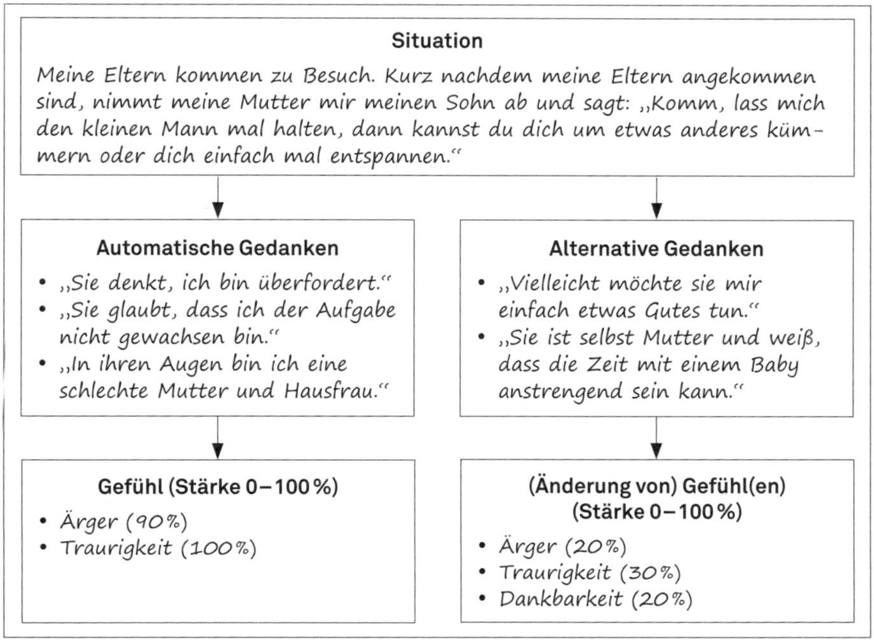

Abbildung 5: Ein 5-Spalten-Protokoll von Frau G.

Rollenwechsel

Ein weiteres Schwerpunktthema in der kognitiven Arbeit mit Frau G. ist die weiterführende Auseinandersetzung mit dem Rollenwechsel. Dabei ist vor allem die Auseinandersetzung mit dem Verlust der alten Rolle („Das unbeschwerte Leben ist nun vorbei", „Ab jetzt dreht sich alles nur noch um unser Kind") sowie eigene Rollenerwartungen („Als Mutter muss man in der Lage sein, sich allein um Kind, Haushalt und Karriere zu kümmern") zentral. Mittels sokratischer Gesprächsführung kann Frau G. diese Annahmen hinterfragen und nach und nach zu neuen Sichtweisen gelangen („Auch mit Kind darf man sich noch Zeit für sich nehmen", „Ich bin nicht allein für unsere Familie verantwortlich", „Ich darf auch Unterstützung annehmen").

Aufbauend auf der bisherigen kognitiven Arbeit werden die negativen Grundannahmen der Patientin erarbeitet („Ich muss alles perfekt machen", „Ich muss alles allein machen", „Ich bin nicht gut genug"). Anschließend erfolgt eine Auseinandersetzung mit diesen negativen Grundannahmen sowie eine Modifikation und in diesem Zusammenhang eine Einordnung dieser in die Biografie der Patientin.

In der bisherigen therapeutischen Arbeit wurde ersichtlich, dass Frau G. große Schwierigkeiten hat, eigene Bedürfnisse zu formulieren. So gelingt es ihr bislang nicht, ihrem Partner gegenüber zu äußern, welche Art von Unterstützung sie sich von ihm wünscht. Auch eine Abgrenzung gegenüber der Mutter des Partners, die sich im Laufe der Therapie als eher übergriffig herausstellt, gelingt bislang nicht. Diese wertet Frau G. wiederholt hinsichtlich ihres Verhaltens und ihrer mütterlichen Qualitäten ab („Wie kannst du ihn nur so anziehen, das ist doch viel zu dünn“, „Babys sollten früh Beikost bekommen“, „Du musst das Kind auch mal schreien lassen, das stärkt die Lungen“, „Eine geborene Mutter bist du nicht“).

Bedürfnisse wahrnehmen und ausdrücken

Es erfolgt zunächst eine Psychoedukation zu den Regeln partnerschaftlicher Kommunikation. Darüber hinaus wird mittels zahlreicher Rollenspiele sozial kompetentes Verhalten eingeübt. Es erfolgt zudem eine gemeinsame Sitzung mit dem Partner der Patientin, in der die Lebenspartner Kompromisse bezüglich der Haushaltsführung und der Versorgung des Sohnes erarbeiten. In der Folge gelingt es der Patientin deutlich besser, gegenüber ihrem Partner Wünsche und Bedürfnisse auszudrücken. Auch kann sie sich gegenüber der Mutter ihres Partners besser abgrenzen. Frau G. lernt im Rahmen dieses Therapieabschnittes weiterhin, auch die eigenen Eltern kompetent um Unterstützung zu bitten (z. B. mal am Wochenende zu kommen, um sich um größere Angelegenheiten kümmern zu können oder einige Stunden Paarzeit ohne Kind zu verbringen).

Erwerb von sozialen Fertigkeiten

Die Stimmung von Frau G. zeigt sich bereits zu diesem Zeitpunkt der Therapie deutlich gebessert. Sie selbst erlebt sich im Umgang mit ihrem Kind deutlich entspannter und zufriedener. Mittels eines videogestützten Sensitivitätstrainings wird das interaktive Verhalten von Frau G. noch einmal in den Blick genommen und sensitives und kontingentes Verhalten gestärkt. Frau G. profitiert sichtlich vom positiven Feedback im Rahmen des Sensitivitätstrainings und geht aus den entsprechenden Sitzungen mit gestärktem Selbstbewusstsein heraus.

In den letzten Therapiesitzungen erarbeiten Frau G. und ihre Therapeutin individuelle Frühwarnsymptome und einen Notfallplan für den Fall, dass erneut depressive Symptome auftreten. Darüber hinaus werden die hilfreichen Techniken der Therapie noch einmal zusammengetragen und festgehalten, wie Frau G. diese auch nach der Therapie im Selbstmanagement weiter nutzen kann. Bevorstehende Herausforderungen werden antizipiert (insbesondere der Wiedereinstieg in den Beruf) und Handlungspläne erarbeitet.

In der Abschlussdiagnostik ist der EPDS-Score von Frau G. unter den Cutoff-Wert gesunken. Im PBQ zeigt Frau G. nun kaum noch negative Gefühle gegenüber ihrem Sohn. Dagegen sind die positiven Gefühle deutlich angestiegen.

6 Weiterführende Literatur

Auf dem deutschsprachigen Markt existiert derzeit kein reines kognitiv-verhaltenstherapeutisches Manual zur Behandlung der PPD im Einzelsetting. Bei Internetrecherchen lassen sich vor allem Ratgeber für Betroffene oder auch Sammlungen von Erfahrungsberichten finden. Folgende Fachbücher und Manuale erscheinen hinsichtlich der Behandlung Betroffener besonders hilfreich:

Hofecker-Fallahpour, M., Zinkernagel, C., Frisch, U., Neuhofer, C., Stieglitz, R.-D. & Riecher-Rössler, A. (2005). *Was Mütter depressiv macht ... und wodurch sie wieder Zuversicht gewinnen: Ein Therapiehandbuch*. Bern: Huber.

Meisenzahl-Lechner, E., Stegmüller, V. & Gerbig, N. (2021). *Psychische Belastungen in Schwangerschaft und Stillzeit: Das Manual für Gruppen- und Einzelsettings*. Stuttgart: Schattauer.

Wimmer-Puchinger, B. & Riecher-Rössler, A. (Hrsg.). (2006). *Postpartale Depression: Von der Forschung zur Praxis*. Heidelberg: Springer.

Wortmann-Fleischer, S., Downing, G. & Hornstein, C. (2016). *Postpartale psychische Störungen: Ein interaktionszentrierter Therapieleitfaden*. Stuttgart: Kohlhammer.

7 Literatur

American Psychiatric Association (APA)/Falkai, P. et al. (2018). *Diagnostisches und Statistisches Manual Psychischer Störungen DSM-5* (2., korrigierte Auflage). Göttingen: Hogrefe. https://doi.org/10.1026/02803-000

Banti, S., Mauri, M., Oppo, A., Borri, C., Rambelli, C., Ramacciotti, D. et al. (2011). From the third month of pregnancy to 1 year postpartum. Prevalence, incidence, recurrence, and new onset of depression. Results from the perinatal depression-research & screening unit study. *Comprehensive Psychiatry, 52*, 343–351. https://doi.org/10.1016/j.comppsych.2010.08.003

Beesdo-Baum, K., Zaudig, M. & Wittchen, H.-U. (Hrsg.). (2019). *SCID-5-CV. Strukturiertes Klinisches Interview für DSM-5-Störungen – Klinische Version*. Göttingen: Hogrefe.

Bergant, A.M., Nguyen, T., Heim, K., Ulmer, H. & Dapunt, O. (1998). Deutschsprachige Fassung und Validierung der „Edinburgh postnatal depression scale". *Deutsche Medizinische Wochenschrift, 123*, 35–40. https://doi.org/10.1055/s-2007-1023895

Berger, T. (2015). *Internetbasierte Interventionen bei psychischen Störungen*. Göttingen: Hogrefe.

Brakemeier, E.-L., Schramm, E. & Hautzinger, M. (2012). *Chronische Depression*. Göttingen: Hogrefe.

Brockington, I. F., Oates, J., George, S., Turner, D., Vostanis, P., Sullivan, M. et al. (2001). A screening questionnaire for mother-infant bonding disorders. *Archives of Women's Mental Health, 3*, 133–140.

Ciarrochi, J. & Bailey, A. (2009). *A CBT practitioner's guide to ACT*. Oakland: New Harbinger.

Claridge, A. M. (2014). Efficacy of systemically oriented psychotherapies in the treatment of perinatal depression: a meta-analysis. *Archives of Womens Mental Health, 17*, 3–15. https://doi.org/10.1007/s00737-013-0391-6

Cox, J. L., Holden, J. M. & Sagovsky, R. (1987). Detection of postnatal depression: development of the 10-item Edinburgh Postnatal Depression Scale. *British Journal of Psychiatry, 150*, 782–786. https://doi.org/10.1192/bjp.150.6.782

Dennis, C.-L. & Hodnett, E. D. (2007). Psychosocial and psychological interventions for treating postpartum depression. *Cochrane Database of Systematic Reviews*, (4), CD006116. https://doi.org/10.1002/14651858.CD006116.pub2

Engl, J. & Thurmaier, F. (2020). *Kommunikationstherapie. Ein paartherapeutischer Ansatz*. Göttingen: Hogrefe. https://doi.org/10.1026/02916-000

Fydrich, T., Sommer, G. & Brähler, E. (2007). *F-SozU. Fragebogen zur Sozialen Unterstützung*. Göttingen: Hogrefe.

Gavin, N.I., Gaynes, B.N., Lohr, K.N., Meltzer-Brody, S., Gartlehner, G. & Swinson, T. (2005). *Perinatal depression: A systematic review of prevalence and incidence. 106*, 1071–1083.

Hahlweg, K. (2016). *FPD. Fragebogen zur Partnerschaftsdiagnostik*. Göttingen: Hogrefe.

Hahn-Holbrook, J., Cornwell-Hinrichs, T. & Anaya, I. (2018). Economic and health predictors of national postpartum depression prevalence: A systematic review, meta-analysis, and meta-regression of 291 studies from 56 countries. *Frontiers in Psychiatry, 8*, 248. https://doi.org/10.3389/fpsyt.2017.00248

Hautzinger, M. (2021). *Kognitive Verhaltenstherapie bei Depressionen* (8. Auflage). Weinheim: Beltz.

Hautzinger, M. (2023). *Akute Depression* (2. Auflage). Göttingen: Hogrefe.

Hautzinger, M., Joormann, J. & Keller, F. (2005). *DAS. Skala dysfunktionaler Einstellungen*. Göttingen: Hogrefe.

Hautzinger, M. & Pössel, P. (2017). *Kognitive Interventionen*. Göttingen: Hogrefe. https://doi.org/10.1026/02831-000

Hofheinz, C., Heidenreich, T. & Michalak, J. (2017). *Werteorientierte Verhaltensaktivierung bei depressiven Störungen*. Weinheim: Beltz.

Huang, L., Zhao, Y., Qiang, C. & Fan, B. (2018). Is cognitive behavioral therapy a better choice for women with postnatal depression? A systematic review and meta-analysis. *PLOS One, 13*, e0205243. https://doi.org/10.1371/journal.pone.0205243

King, C., Morgan, S., Firebaugh, C., Beeson, T., Legg, T. & Wardlow, R. (2021). Postpartum Depression: Far reaching impact and the role of empowerment. *Open Journal of Depression, 10*, 29–42. https://doi.org/10.4236/ojd.2021.102003

Klann, N., Hahlweg, K., Limbird, C. & Snyder, D. (2006). *EPF. Einschätzung von Partnerschaft und Familie. Deutsche Form des Marital Satisfaction Inventory – Revised (MSI-R) von Douglas K. Snyder*. Göttingen: Hogrefe.

Kühner, C., Schricker, I. & Nayman, S. (2021). Depressive Störungen in der ICD-11: Was bleibt, was ist neu? *Psychotherapeutenjournal, 20*, 330–338.

Margraf, J., Cwik, J. C., von Brachel, R., Suppiger, A. & Schneider, S. (2021). *DIPS Open Access 1.2. Diagnostisches Interview bei psychischen Störungen* (6. Auflage). Verfügbar unter: https://omp.ub.rub.de/index.php/RUB/catalog/book/172

Miniati, M., Callari, A., Calugi, S., Rucci, P., Savino, M., Mauri, M. et al. (2014). Interpersonal psychotherapy for postpartum depression: A systematic review. *Archive of Womens Mental Health, 17*, 257–268. https://doi.org/10.1007/s00737-014-0442-7

O'Hara, M.W. & Swain, A.M. (1996). Rates and risk of postpartum depression – a meta-analysis. *International Review of Psychiatry, 8*, 37–54. https://doi.org/10.3109/09540269609037816

Pataky, E.A. & Ehlert, U. (2020). Longitudinal assessment of symptoms of postpartum mood disorder in women with and without a history of depression. *Archives of Women's Mental Health, 23*, 391–399. https://doi.org/10.1007/s00737-019-00990-4

Reck, C., Klier, C.M., Pabst, K., Stehle, E., Steffenelli, U., Struben, K. et al. (2006). The German version of the postpartum bonding instrument: Psychometric properties and association with postpartum depression. *Archives of Women's Mental Health, 9*, 265–271.

Scope, A., Leaviss, J., Kaltenthaler, E., Parry, G., Sutcliffe, P., Bradburn, M. & Cantrell, A. (2013). Is group cognitive behaviour therapy for postnatal depression evidence-based practice? A systematic review. *BMC Psychiatry, 13*, 321. https://doi.org/10.1186/1471-244X-13-321

Shorey, S., Chee, C.Y.I., Ng, E.D., Chan, Y.H., Tam, W.W.S. & Chong, Y.S. (2018). Prevalence and incidence of postpartum depression among healthy mothers: A systematic review and meta-analysis. *Journal of Psychiatric Research, 104*, 235–248. https://doi.org/10.1016/j.jpsychires.2018.08.001

Sockol, L.E. (2015). A systematic review of the efficacy of cognitive behavioral therapyfor treating and preventing perinatal depression. *Journal of Affective Disorders, 177*, 7–21. https://doi.org/10.1016/j.jad.2015.01.052

Teismann, T. & Dorrmann, W. (2021). *Suizidalität* (2. Auflage). Göttingen: Hogrefe. https://doi.org/10.1026/03037-000

Tröster, H. (2010). *Eltern-Belastungs-Inventar. Deutsche Version des Parenting Stress Index (PSI) von R.R. Abidin.* Göttingen: Hogrefe.

Ubben, B. (2017). *Problemanalyse und Therapieplanung.* Göttingen: Hogrefe. https://doi.org/10.1026/02823-000

van Lieshout, R.J., Layton, H., Savoy, C.D., Brown, J.S. L., Ferro, M.A., Streiner, D.L. et al. (2021). Effect of online 1-day cognitive behavioral therapy-based workshops plus usual care vs usual care alone for postpartum depression: A randomized clinical trial. *JAMA Psychiatry, 78*, 1200–1207. https://doi.org/10.1001/jamapsychiatry.2021.2488

Whooley, M.A., Avins, A.L., Miranda, J. & Browner, W.S. (1997). Case-finding instruments for depression. Two questions are as good as many. *Journal of General Internal Medicine, 12*, 439–445. https://doi.org/10.1046/j.1525-1497.1997.00076.x

Wolkenstein, L., Semm, A., Reck, C. & Ehring, T. (in preparation). *When dealing with one's own child becomes a burden – An analysis of possible trigger situations in parent-child interaction for mothers with trauma experience.*

8 Kompetenzziele und Prüfungsfragen

Kompetenzziele

Folgende Wissens- und Handlungskompetenzen können durch die Auseinandersetzung mit dem vorliegenden Buch erworben werden:

1. Die zentralen Merkmale der postpartalen Depression (PPD) können benannt und die Störung von anderen psychischen Störungen, die im Zusammenhang mit dem Wochenbett auftreten, abgegrenzt werden.
2. Das multifaktorielle Modell zur Erklärung der PPD sowie die wesentlichen Einflussfaktoren können erläutert werden.
3. Der idealtypische diagnostische Prozess kann dargestellt werden.
4. Störungsspezifische diagnostische Instrumente sowie weitere Instrumente, die zur Evaluation des Therapieprozesses geeignet sind, können benannt werden.
5. Die zentralen Stufen der KVT zur Behandlung der PPD können wiedergegeben werden.
6. Die Kernmerkmale der IPT zur Behandlung der PPD können dargestellt werden.
7. Die Frage der Möglichkeit und Indikation einer Kombination von Psychotherapie und Pharmakotherapie kann beantwortet werden.
8. Ein individuelles Erklärungsmodell kann gemeinsam mit der Patientin erarbeitet werden.
9. Ein individualisierter Therapieplan kann erstellt und geeignete Interventionen ausgewählt und angewendet werden.
10. Themen, die spezifisch im Kontext postpartal auftretender Depressionen relevant sind, können wiedergegeben werden und Möglichkeiten, diese im Rahmen der Therapie zu bearbeiten, sind bekannt.

Prüfungsfragen

1. Welche der folgenden Aussagen hinsichtlich der Auswirkungen einer postpartalen Depression (PPD) trifft auf die kindliche Entwicklung zu?
   a. Hinsichtlich des Einflusses einer mütterlichen PPD auf die kindliche Entwicklung ist besonders der Zeitpunkt ihres Auftretens relevant, nicht so sehr die Dauer und Schwere.
   b. Eine mütterliche PPD hat keinen nennenswerten Einfluss auf die Entwicklung eines Kindes.
   c. Eine mütterliche PPD wirkt sich zwar auf die behaviorale, nicht aber auf die sozio-emotionale Entwicklung eines Kindes aus.

d. Die Dauer und Schwere einer mütterlichen PPD ist hinsichtlich ihrer Auswirkungen auf die Entwicklung eines Kindes entscheidender als der Auftretenszeitpunkt.

2. Die Symptome einer Trauerreaktion nach dem Verlust eines Neugeborenen können denen einer Depression bzw. PPD sehr ähnlich sein. Unter welchen Umständen sollte man die Diagnose einer PPD nach dem Tod eines Neugeborenen in Betracht ziehen?
   a. Die Diagnose einer Depression ist nach dem Tod eines Neugeborenen grundsätzlich nicht zu vergeben.
   b. Lediglich, wenn die depressiven Symptome nach dem Verlust eines Neugeborenen über einen Zeitraum von mindestens vier Monaten anhalten, ist die Diagnose einer Depression möglich.
   c. Sofern die depressiven Symptome nach dem Verlust eines Kindes auch Suizidgedanken umfassen, ist die Diagnose einer Depression/PPD zu vergeben.
   d. Nach dem Verlust eines Neugeborenen sollte die Diagnose einer Depression nur bei schweren depressiven Symptomen, die länger als einen Monat nach dem Verlust anhalten, in Betracht gezogen werden.

3. Welches ist *kein* angenommener physiologischer Vulnerabilitätsfaktor für die PPD?
   a. Eine genetisch verankerte Hypersensitivität auf geschlechtshormonelle Schwankungen.
   b. Eine Dysregulation der Hypothalamus-Hypophysen-Nebennierenrinden-Achse.
   c. Ein erhöhter Sexualhormonspiegel während der Schwangerschaft.
   d. Abweichungen im Serotoninsystem.

4. Welches diagnostische Instrument empfiehlt sich zum Screening auf eine PPD eher *nicht*?
   a. Whooley-Fragen.
   b. PHQ.
   c. BDI.
   d. EPDS.

5. Zu welchem Zeitpunkt sollte die Diagnostik der PPD idealerweise durchgeführt werden?
   a. Innerhalb der ersten beiden Wochen nach der Entbindung.
   b. In der dritten Woche nach der Entbindung.
   c. Am dritten Tag nach der Entbindung.
   d. In der fünften Woche nach der Entbindung.

6. Welcher Aussage bezüglich der Mutter-Kind-Interaktion im Kontext der PPD würden Sie *nicht* zustimmen?
   a. Die Mutter-Kind-Interaktion ist bei Frauen mit PPD durch schnelleren bzw. häufigeren interaktiven Repair gekennzeichnet als bei gesunden Frauen.
   b. Die Mutter-Kind-Interaktion ist bei Frauen mit PPD durch langsameren bzw. ausbleibenden interaktiven Repair gekennzeichnet als bei gesunden Frauen.
   c. Mütter mit PPD zeigen oft wenig responsives Verhalten gegenüber ihrem Kind.
   d. In der Therapie der PPD baut man neues interaktives Verhalten mit dem Kind oft durch videogestütztes Training auf.

7. Welches ist keine typische Intervention zur Verbesserung der Mutter-Kind-Interaktion in der Behandlung der PPD?
   a. Entspannungstechniken.
   b. Psychoedukation.
   c. Imaginative Verfahren.
   d. Selbstinstruktionstechniken.

Beantworten Sie die hier abgedruckten Lernkontrollfragen in unserem Continuing Education Portal und sammeln Sie einfach und bequem Fortbildungspunkte der Kategorie D für Fachkräfte im Bereich Psychotherapie (CE). Der Zugang zu zertifizierten Online-Fortbildungen steht Ihnen rund um die Uhr zur Verfügung. Mehr Informationen zu diesem kostenpflichtigen Service finden Sie unter: ce.hogrefe.com

9 Anhang

Deutschsprachige Version der Edinburgh Postnatal Depression Scale (EPDS)[3] **1/2**

Name: ______________________ Adresse: ______________________

Alter des jüngsten Kindes: ____________ ______________________

Da Sie vor Kurzem ein Kind geboren haben, würden wir gerne wissen, wie Sie sich in den letzten 7 Tagen (oder bei Verwendung in den ersten Tagen nach der Geburt: seit der Geburt) gefühlt haben. Bitte markieren Sie die Antworten durch Ankreuzen des Kästchens vor jener Antwortzeile, welche für Sie am ehesten zutrifft.

Beispiel: Ich habe mich glücklich gefühlt.
- ☐ Ja, die ganze Zeit.
- ☐ Ja, die meiste Zeit.
- ☐ Nein, nicht so oft.
- ☐ Nein, überhaupt nicht.

In den letzten 7 Tagen ...
oder
In den Tagen seit der Geburt ...

1. ... konnte ich lachen und das Leben von der sonnigen Seite sehen.
   - ☐ So, wie ich es immer konnte.
   - ☐ Nicht ganz so wie sonst immer.
   - ☐ Deutlich weniger als früher.
   - ☐ Überhaupt nicht.
2. ... konnte ich mich so richtig auf etwas freuen.
   - ☐ So wie immer.
   - ☐ Etwas weniger als sonst.
   - ☐ Deutlich weniger als früher.
   - ☐ Kaum.
3. ... fühlte ich mich unnötigerweise schuldig, wenn etwas schieflief.
   - ☐ Ja, meistens.
   - ☐ Ja, manchmal.
   - ☐ Nein, nicht so oft.
   - ☐ Nein, niemals.
4. ... war ich ängstlich und besorgt aus nichtigen Gründen.
   - ☐ Nein, überhaupt nicht.
   - ☐ Selten.
   - ☐ Ja, manchmal.
   - ☐ Ja, häufig.
5. ... erschrak ich leicht bzw. reagierte panisch aus unerfindlichen Gründen.
   - ☐ Ja, oft.
   - ☐ Ja, manchmal.
   - ☐ Nein, nicht oft.
   - ☐ Nein, überhaupt nicht.
6. ... überforderten mich verschiedene Umstände.
   - ☐ Ja, die meisten Zeit war ich nicht in der Lage, damit fertig zu werden.
   - ☐ Ja, manchmal konnte ich damit nicht fertig werden.
   - ☐ Nein, die meiste Zeit konnte ich gut damit fertig werden.
   - ☐ Nein, ich wurde so gut wie immer damit fertig.

3 Cox et al. (1987); dt. Version: Bergant et al. (1998); Abdruck erfolgt mit freundlicher Genehmigung von © Georg Thieme Verlag KG.

Deutschsprachige Version der Edinburgh Postnatal Depression Scale (EPDS) 2/2

7. ... war ich so unglücklich, dass ich nicht schlafen konnte.
   - ☐ Ja, die meiste Zeit.
   - ☐ Ja, manchmal.
   - ☐ Nein, nicht sehr oft.
   - ☐ Nein, überhaupt nicht.

8. ... habe ich mich traurig und schlecht gefühlt.
   - ☐ Ja, die meiste Zeit.
   - ☐ Ja, manchmal.
   - ☐ Selten.
   - ☐ Nein, überhaupt nicht.

9. ... war ich so unglücklich, dass ich geweint habe.
   - ☐ Ja, die ganze Zeit.
   - ☐ Ja, manchmal.
   - ☐ Nur gelegentlich.
   - ☐ Nein, niemals.

10. ... überkam mich der Gedanke, mir selbst Schaden zuzufügen.
   - ☐ Ja, ziemlich oft.
   - ☐ Manchmal.
   - ☐ Kaum.
   - ☐ Niemals.

Auswertung: Die Antworten werden je nach Symptomschwere mit 0, 1, 2 und 3 bewertet. Die Fragen 3, 5, 6, 7, 8, 9 und 10 sind spiegelbildlich konstruiert (Bewertung mit 3, 2, 1 und 0). Die Addition der Werte der einzelnen Items ergibt den Summenscore.

Leitfragen zur Auswertung von Wochenplänen

- Wie viele angenehme Aktivitäten beinhaltet diese Woche?
  - Wie viele davon haben Sie gemeinsam mit Ihrem Kind durchgeführt bzw. bei wie vielen davon war Ihr Kind anwesend?
  - Wie viele davon haben Sie ohne Ihr Kind durchgeführt bzw. bei wie vielen davon war Ihr Kind nicht anwesend?
- Wie viele neutrale/unangenehme Aktivitäten beinhaltet diese Woche?
  - Wie viele davon haben Sie gemeinsam mit Ihrem Kind durchgeführt bzw. bei wie vielen davon war Ihr Kind anwesend?
  - Wie viele davon haben Sie ohne Ihr Kind durchgeführt bzw. bei wie vielen davon war Ihr Kind nicht anwesend?
- Welche Aktivitäten (mit/ohne Kind) kommen sehr häufig vor?
- Welche Aktivitäten (mit/ohne Kind) kommen (unerwartet) selten oder gar nicht vor? (Vermeidungsverhalten)
- Wie viele aktive und wie viele passive Aktivitäten mit ihrem Kind kommen vor?
- Gibt es „Risikotage“ oder „Risikozeiten“ mit typischen Aktivitäten, die mit negativer Stimmung einhergehen?
- Gibt es „Positivtage“ oder „Positivzeiten“ mit typischen Aktivitäten, die mit positiver Stimmung einhergehen?
- Gibt es bestimmte Zeiten, zu denen sich das Aktivitätsniveau oder die Stimmung verändern?
- Gibt es bestimmte Aktivitäten, die wiederholt mit bestimmten Stimmungen zusammenhängen?
- Wann folgt negative Stimmung auf zunächst vermeintlich angenehme Aktivitäten?
- Wann folgt positive Stimmung auf zunächst vermeintlich unangenehme Aktivitäten?

Protokollbogen zur Erfassung kindlicher Signale im Alltag

Zeitpunkt der Beobachtung: ______________________

Welches Verhalten zeigt mein Kind?	Worauf könnte dieses Verhalten hinweisen? Welches Bedürfnis könnte mein Kind haben?	Ja	Nein	Welches Verhalten könnte meinem Kind guttun? Was könnte ich tun?	Ja	Nein	Wie hat mein Kind auf mein Verhalten reagiert?
Blickrichtung:	Nähe/Körperkontakt			Auf den Arm nehmen, auf den Bauch legen, tragen, Massage			
	Nahrung/Hunger/Durst			Stillen, Flasche anbieten			
Mimik:	Volle Windel			Windel wechseln			
	Schlaf/Müdigkeit/Ruhe			Ins Bett oder den Kinderwagen legen, wiegen, vor Reizen abschirmen, Schlaflieder singen, summen			
Gestik:	Schmerzen			Bauchmassage, Beinchen kreisen, ärztlichen Rat befolgen, Ärzt:in aufsuchen			
Laute/Schreien:	Körperliches Unwohlsein (Kälte/Wärme/Bequemlichkeit)			Kleidung anpassen, für Bequemlichkeit sorgen			
Sonstiges Verhalten:	Bewegung			Mit Baby laufen, tragen, mit Kinderwagen spazieren			
	Interaktion/Spielen/Beschäftigung			Gestik, Mimik, imitieren, singen, Fingerspiele, zum Spiel animieren, etwas zeigen			
	Sonstiges (bitte einfügen):			Sonstiges (bitte einfügen):			